プロブレムQ&A

化学物質過敏症対策

［専門医・スタッフからのアドバイス］

■

水城まさみ、小倉英郎、乳井美和子・著
宮田幹夫・監修

緑風出版

プロブレムQ&A

目次

プロブレムQ&A

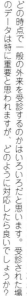

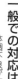

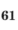

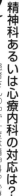

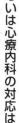

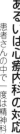

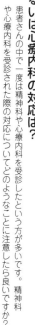

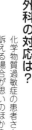

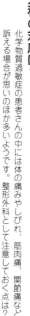

プロブレムQ&A

Ⅵ 資料

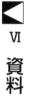

はじめに

環境が原因となって発症してくる環境過敏症患者さんは年々増加傾向にあります。化学物質過敏症という病名が知られるようになってからそれほど長くは経っていませんが、最近ではマスコミで報道されたり、化学物質過敏症関連の本やパンフレットなども目にするようになってきました。

この中で代表的な化学物質過敏症とシックハウス症候群は病気の特徴として症状が多岐に亘るため、内科やアレルギー科のみならず、あらゆる診療科で診察する機会が多くなってきています。両者とも歴史が浅い病気ですが、シックハウス症候群が二〇〇四年に、化学物質過敏症が二〇〇九年に保険診療が可能となる保険病名が収載されています。

しかし現在においても、必ずしも非専門医の先生方に認知されているとは言えない状況で、患者さんから診察を拒否されたなどのトラブルがあったという声が少なからず寄せられています。最近の国内外の報告では化学物質過敏症の罹患率は予備軍を含めれば一〇~三〇％、治療を要する重症の患者さんは人口の一％~三％であり（文献）、日本では少なくとも一〇〇万人は存在すると予測されています。

したがって少数の専門医でこれらの患者さんを診ることは不可能な状態となってきています。

これらの解決のためには環境過敏症の専門医の養成が必要であることはいうまでもありませんが、一朝一夕にできるものではありません。化学物質過敏症、シックハウス症候群ともこれらの病気の基本的な特徴をご理解していただければ、一般の実地診療でこれらの患者さんの対応をすることは、それほど難しいことではないと考えます。

さらに大切なのは一般の方々に環境過敏症はどのような病気なのかをご理解していただけると公共の場での受動喫煙を減らしたり、香りの強い柔軟剤や化粧品などの使用を控えていただいたり、ご家族に化学物質過敏症の患者さんがおられる場合には、ご家族が家庭でどのようなことをどのような方法で協力していったら良いのかがわかって一人一人の行動変容に繋がることが期待できます。

本書が一般の方々や日々の実地診療やそれぞれの専門分野で奮闘されている非専門医の先生方の疑問にできるだけお答えすることができて、これからのお役に立てることができれば幸いです。さらには日々苦しんでおられる患者のみなさまがより暮らしやすくなっていただければ、著者としてこの上ない喜びです。なおQ＆A形式になっていますので、ご興味のある項目を選んで読んでいただいて構いません。

一一頁の「日本の化学物質過敏症のこれまで」は本書の監修を担当したそよ風クリニック院長の宮田幹夫が本書出版にあたり、執筆したものです。著者らが尊敬し、目標としている日本での化学物質過敏症の臨床・研究の草分けとして、現在も活動を続けている立場より、日本の化学物質過敏症の臨床・研究の今までの歩みと今後に託する課題について述べています。先ずこの「日本の化学物質過敏症のこれまで」を読んでいただいて、基本的な知識を概略で良いので掴んでいただきたいです。また、文章から湧き出てくる化学物質過敏症の臨床・研究そしてこれからの人々の幸せを願う情熱を感じていただけることを願っています。

文献

内山巌雄「シンポジウムＩ　化学物質過敏症　化学物質過敏症の実態調査」『アレルギー』五一：八〇五〜八〇八、二〇〇二年。

日本の化学物質過敏症のこれまで

宮田幹夫

日本の化学物質の診療がここまで来た歴史はランドルフ先生（Theron G. Randolph 以後敬称略）にまで遡る必要があります。アレルギー専門家のランドルフがある医師の妻の患者に遭遇したのは一九四七年でした。爪のマニュキュアで目が腫れて、かゆくなったのです。ミシガン州からシカゴに戻ると車の排気ガスや工場の煙で気分が悪くなりました。ホテルも二三階だと気分が良くなりますが、二〇階以下では気分が悪くなると報告したのが、最初の化学物質過敏症の記録と考えられています（文献1）。

当時は環境汚染と疾患との関連について理解がなかったことより、その症例を学会で発表して即刻学会から除名処分を受けたため、ランドルフの名前で文献を検索しても、ほとんど何も出てきません。しかしその後ランドルフはへこたれることなく、本を出版し続けて、現在は国際疾病分類（ＩＣＤ10）で、Ｔ65・9の公式病名となっています。当然、精神病とは別の項目分類です。北里研究所病院や国内に数カ所ある化学物質過敏症の空気清浄な診療施設はこのランドルフが最初に設計した診察室を基盤にしています。しかしこの診察室を維持するのは難しく、中止になってしまいました。

ランドルフはとんでもない優れた先生で、早くに「リンゴアレルギーの患者が廃村の農薬が使われていないリンゴが食べられた」と書いております。私がモルモットの花粉症の実験で極めて微量な化学物質がアレルギーを悪化させるとの報告は、単に実験で確認したに過ぎなかったのです。

レイ先生（William J. Rea以後敬称略）がこの考えが正しいのに気付き、ランドルフに習って空気清浄な診察室を作成したのがダラス環境医学センターです。

石川哲先生（以後敬称略）と私たちがアメリカの学会で有機リン殺虫剤の慢性中毒症を報告した折に、慢性中毒症患者に化学物質過敏症患者はいないのかとの質問を受けたのが、私達が化学物質過敏症の病名を聞いた始めです。直観力に非常に優れているのが石川です。すぐ化学物質過敏症へ傾倒していってしまいました。石川に「先生は直観力に優れている」と、ちょっとヨイショをしましたら、直ぐに感付かれてしまい、「ヤマ勘に優れているということか」とニヤッと笑われてしまいました。でも、研究者に一番必要なのはこの直観力です。直観力のない学者は千年待っても研究は出来ません。世の中にはなんと衒学的《げんがく》なこのような墨守《ぼくしゅ》に専心するだけの学者様が多いことか。私はやや保守的ですので、最初は化学物質過敏症の存在を信用していなかったのです。しかし診療を続けているうちに本当に化学物質過敏症の患者さんがいることに気付かざるを得ませんでした。

その結果、相模原の北里大学の一般診療外来で化学物質過敏症の診療を始めたのですが、困った問題が生じてしまいました。一〇〇メートル先の病室の改装工事で、化学物質過敏症の患者さんの検査所見が一気に悪化してしまったのです。

そこで石川と当時は別組織だった北里研究所長のノーベル賞受賞者の大村智先生のバックアップを頂いて、土本寛二病院長に平成四年に作って頂いたのが北里研究所病院の化学物質過敏症のための空気、水の清浄な特殊外来です。この十年ぐらい前から電磁波過敏症が世界では議論が出ていたために、壁や床、天井はアースがとってあり、あとは蛍光灯にシールドを被せれば、電磁波過敏症患者さんの診療、研究が出来るという、世界でも一級の診療室でした。この建設ではレイにその施設を教えて頂きました。結局ランドルフの路線を歩いているわけです。この施設は石川の研究班にも大いに役立ったと思います。

化学物質過敏症患者の脳のＳＰＥＣＴで異常を見つけたのはSimon先生でしたが（文献2）、臨床的にすぐ利用できる脳神経の生理学的検査での異常を見出したのは私達です（文献3、4）。解毒にビタミンC点滴が有効であることをレイに習いましたが、グルタチオンの有効性をレイに教えたのは石川です。石川はレイの所に教室員を個人的なグラントで送り込み、共同研究を行ってきたとも言えます。おかげでレイにグルタチオンを送らされて、結構私は苦労しました。これらの点滴治療を日本で本格的に取り入れたのは出村先生と坂部先生です。お二人ともダラスでレイに習っておられます。何事も社会の常識から飛び出すと、叩かれるものです。出村先生は苦労されたことと思います。

化学物質過敏症は普通より優秀な方がなりやすい病気です。十分に高額の診療収入を挙げて、組織の維持が出来ると思ったのが、思い違いでした。患者さんには働くことが出来なくなってしまっている方が多かったのです。空気清浄機の活性炭費用だけでも年間に六〇〇万円です。維持が困難となり、現在はその部屋は診療に使用されておりません。厚労省の資金で各所に化学物質過敏症の診療施設が作られましたが、採算性の悪さがネックとなり、順次閉鎖に追い込まれてしまっています。私の小さなクリニックは極めてのこの簡略版ですが、ここで頑張らざるを得ないと思っています。

患者さんの保養施設も重要です。レイ先生は独力で環境村を運営されていましたが、亡くなられてからは一時停止していると聞いています。私達も旭川市の協力を得て、郊外の牧場の一部に施設を開設してもらいましたが、維持できませんでした。現在はＣＳ支援センターの施設と一部支援者の施設のみです。老人ホームは皆無です。

働き過ぎてＮＩＨ（米国立衛生研究所）を解雇されてしまった米国の知人が教えてくれた言葉があります。

環境問題には
お金が無い
人材が無い
終わりが無い
勝ちが無い
急がないと時間が無い

ナイナイ尽くしです。それでもパンドラの箱から逃げ遅れるような要領の悪いおバカな希望に夢を託して、これからも若い先生方と一緒に頑張りたいものだと思います。化学物質過敏症の診療を行うと、医療が、世界が、未来が見えてくるのです。

文献

1 『環境アレルギー』ピーター・デッキー著、久保儀明、楢崎靖人訳、一二一〜一二四頁、青土社、一九九八年。ISBN4-7912-5630-4、原本 *Allergic to the twentieth century. Peter Radesky.*

2 Simon TR, Hickey DC, et al. *Single photpn emission computed tomography of the brain in patients with chemical sensitivity.* Toxicol Ind Health 10: 573, 1994

3 宮田幹夫、難波龍人、多種化学物質過敏症（multiple chemical sensitivity）の臨床『自律神経』三三：二五七〜二六一、一九九六年。

4 菊池裕美、市辺義章他、化学物質過敏症の神経学的および眼科学的所見『臨床環境医学』九：二二一〜二二七、二〇〇〇年。

プロブレムQ&A

I

化学物質過敏症、シックハウス症候群とは

Q1 化学物質過敏症はどのような病気ですか？

化学物質過敏症の病態解明はまだ十分なされていないようですが、どのような症状を起こすのですか。また病態について今わかっていることを教えてください。

化学物質過敏症《かがくぶっしつかびんしょう》は通常であれば殆《ほとん》ど問題にならない程度の微量の化学物質に反応して頭痛、めまい、吐《は》き気《け》、咳、息苦しさ、筋肉痛、不安感、焦燥感《しょうそうかん》、集中力低下、記銘力《きめいりょく》低下（新しく体験したことを覚えておくことができなくなってしまう障害のこと）です。健康な人でも強いストレスがあった時などに起こることがあります。多くは一時的なものですが、症状が継続する場合にはアルツハイマー型認知症の可能性も出てきます。化学物質過敏症患者さんでは、多くは一時的ですが、症状増悪時に繰り返して起こることがあります。調子の良い時には全く問題がありません。最近、なぜ化学物質過敏症患者さんにおいて、このような記銘力低下が起こってくるのかがわかってきました。これについては本項の視床下部症候群の説明のとこ

石川　哲（いしかわ　さとし）

化学物質過敏症の臨床・研究のパイオニア的存在です。一九九六年度の厚生省（当時）の厚生科学研究「化学物質過敏症に関する研究」の主任研究者として化学物質過敏症を病名として定着させ、その当時の最新の知見を取り入れて化学物質過敏症の概念や診断基準を提唱しました。その後化学物質過敏症研究の臨床研究を地道に継続されて多くの研究論文や著書があります。

図1　化学物質過敏症の症状

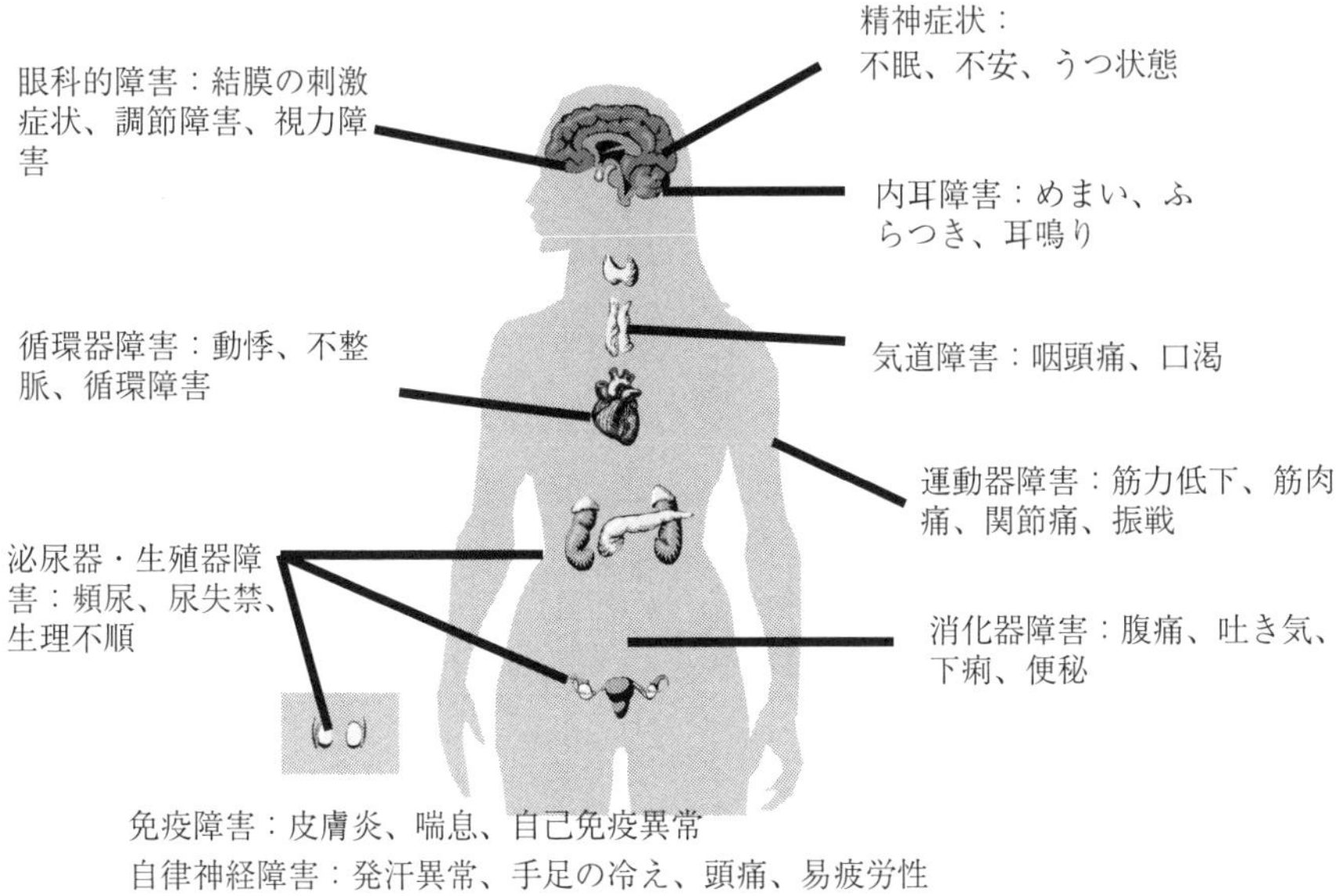

図2　化学物質過敏症で良く見られる症状

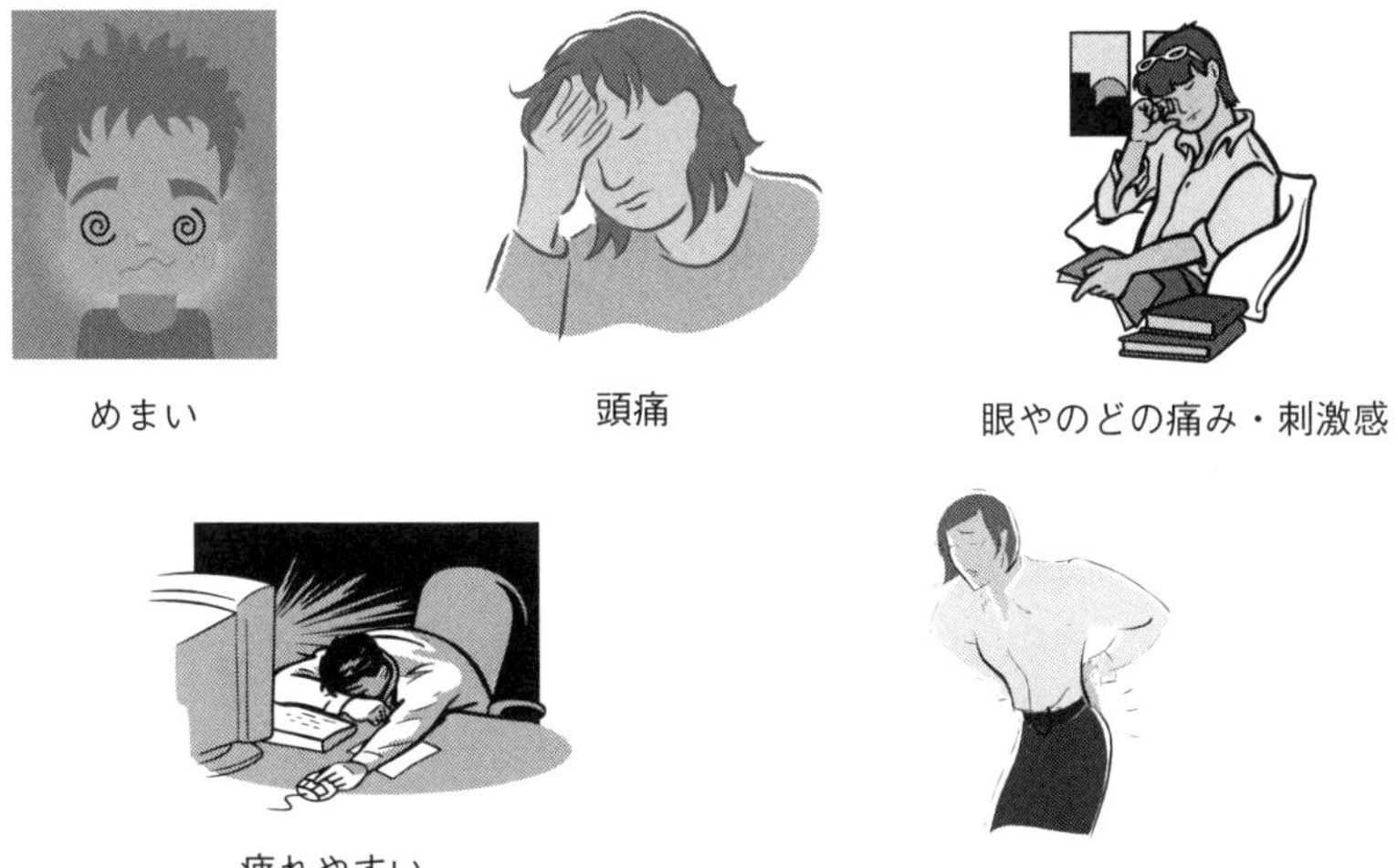

めまい
頭痛
眼やのどの痛み・刺激感
疲れやすい
休の痛み

ろでもう少し詳しく述べます）、下痢《げり》などさまざまな臓器《ぞうき》の症状を起こしてくる病気です（図1）。特に良くみられる症状は、図2に示した通りで、どれも普通でも見られる症状ばかりです。重症《じゅうしょう》になってくると日常生活に著《いちじる》しい支障が出てきて、仕事や通学が困難となるために深刻な社会問題となっています。

化学物質過敏症は一九八七年にCullenらによって「はじめに高濃度の化学物質に曝露《ばくろ》されるか、あるいは比較的低濃度であっても、長期に亘《わた》って曝露を受けた後に同種または多種《たしゅ》の化学物質に過敏となり、極《きわ》めて低濃度の曝露によって複数の臓器の症状を呈《てい》してくる疾患《しっかん》」として多種化学物質過敏症（multiple chemical sensitivity; MCS）と命名されました（文献1）。

日本では一九九九年に石川哲（北里大学医学部長［当時］）らがこの病気の存在を明らかにして、北里研究所病院の臨床《りんしょう》環境医学センターで診療を開始したのが始まりです。

以前北里研究所病院の環境医学センター所長で現在東京で化学物質過敏症の専門クリニック（そよ風クリニック）を開業している宮田幹夫が、冒頭のコラムで日本の化学物質過敏症の歴史と今後に託する課題について書い

文献1

Cullen M.R.: Multiple chemical sensitivities : summary and directions for future investigators, *Occup. Med.*, *2*: 801, 1987

中枢性過敏症候群

脳の過敏化によって起こる中枢性過敏症候群に線維筋痛症（Q11の解説を参照）、うつ病、不安障害、慢性疲労症候群（コラム④を参照）、多くの慢性疼痛が含まれることがわかってきました。これらの病気で、二〇一四年に脳内（海馬、視床、扁桃体など）に神経炎症が起こっていることが証明されました。化学物質過敏症の画像診断でも同様の所見がみられるなど共通点が多く、線維筋痛症や慢性疲労症候群と同様に脳の炎症や器質的病変を起こしている可能性が高いです。

図3　視床下部症候群の４大症候

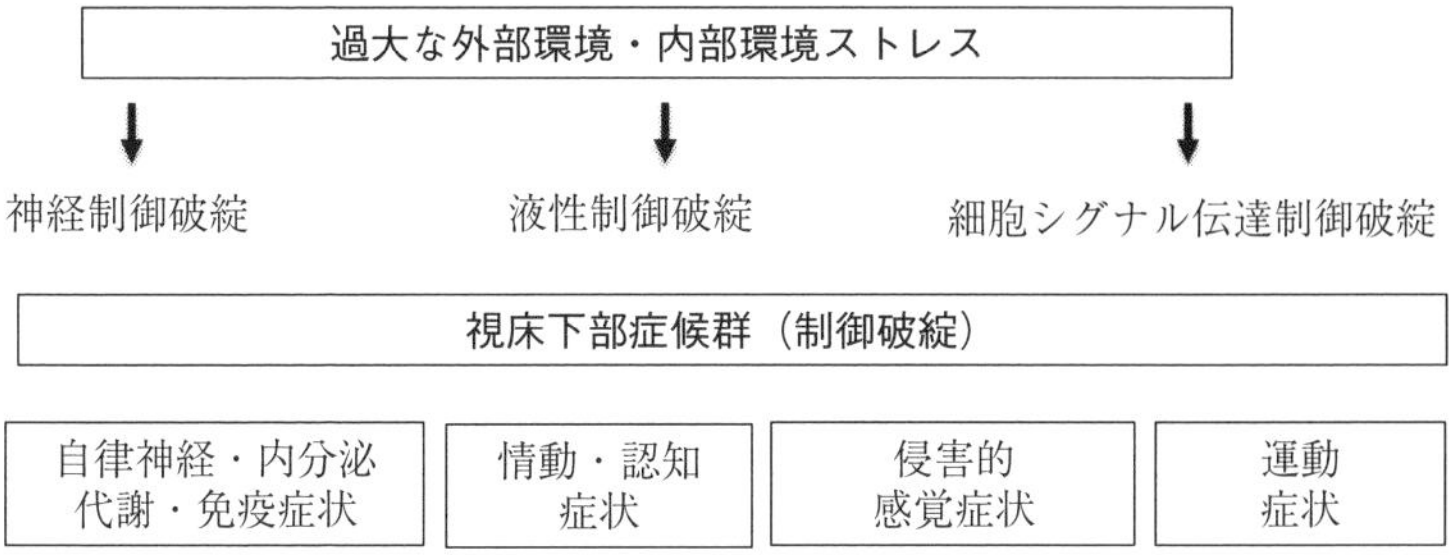

図4　視床下部症候群の症状
（自律神経・内分泌・代謝・免疫症状、情動・認知症状）

自律神経・内分泌・代謝・免疫症状	情動・認知症状
不眠・仮眠・規律不耐 生理周期障害 高体温・低体温 胃痛・腹痛・下痢 サルコペニア 骨粗鬆症・皮膚湿疹 血管内皮障害	疲労 集中力低下 計算障害 記憶障害 不安 パニック発作

図5　視床下部症候群の症状（侵害的感覚症状、運動症状）

侵害的感覚症状	運動症状
光過敏 音過敏 嗅覚・化学物質過敏 電磁波過敏 頭痛 筋痛・関節痛	歩行障害 握力低下・脱力 サルコペニア 震え

視床下部症候群

先述した中枢性過敏症候群は脳内の炎症が認められますが、その中に人が生きていくうえで最も重要ともいえる恒常性を維持する器官である視床が含まれています。視床の働きは非常に多岐にわたりますが、概日リズム（体内時計）、自律神経、神経代謝・神経免疫、神経内分泌（ストレス反応）情動・記憶・認知。感覚閾値・疼痛抑制、歩行・運動を制御するなどです。この視床下部の制御が破綻すると様々な病気が起こりますが、その中に化学物質過敏症も含まれると考えられるようになってきました。図3に4大症候、図4、5に視床下部症候群の症状についてまとめています。（黒岩義之、平井利明、北條祥子「視床下部と脳室周囲器官の生理機能と制御破綻：視床下部症候群（脳室周囲器官制御破綻症候群）の提唱」

ていますので、それも参照して下さい。今まで化学物質過敏症について臨床面、基礎面からいろいろな研究がされてきましたが、残念ながら、いまだ病態解明《びょうたいかいめい》は十分になされてはいません。

最近の知見では脳の反応が亢進《こうしん》した状態があり、いろいろな種類の環境曝露やストレスに過敏になっている中枢性過敏症候群《ちゅうすうせいかびんしょうこうぐん》や視床下部《ししょうかぶ》症候群に含まれる病気であるという概念が徐々に受け入れられてきています。

さらに特に重症な化学物質過敏症患者に対する遺伝子解析が専門施設（国立病院機構）の共同研究で実施され、今後病態解明が飛躍的《ひやくてき》に進むことが期待されます。著者の一人である水城も本研究に携《たずさ》わりましたが、日々の辛い症状がある中で快く本研究に協力していただいた患者さんに感謝致します。

『臨床環境』28：二二―四四、二〇一九年）

国立病院機構共同研究

ＥＢＭ（Evidence Based Medicine）推進のための大規模臨床研究「日本人多種化学物質過敏症に関する遺伝子要因の解明」～病因病態の解明と客観的な診断方法の確立に向けて～（研究代表者 谷口正実）二〇一七年～二〇一九年

（独立行政法人）国立病院機構

二〇〇四年四月に国立病院・国立療養所を独立行政法人に移行しています。急性期から慢性期までの診療を約六万人の職員で行っている全国一四一の病院ネットワークです。医療提供に加えて臨床研究や人材育成の教育研修を実施しています。特に大規模なネットワークを活用した様々な分野の臨床研究を行っています。

Q2 シックハウス症候群はどのような病気ですか?

シックハウス症候群は病名からは家が関係しているようですが、しばしば化学物質過敏症と同じように扱われているようです。両者の違いと共通点はありますか?

シックハウス症候群《しょうこうぐん》は建物環境に由来する健康障害です。広い意味ではその原因となる物質は化学物質だけでなくダニやカビなども含まれますが、ICD10(国際疾病分類一〇版)では「有機溶剤《ゆうきようざい》の毒作用《どくさよう》ICD10コードT52.9」に登録されていますので、建材や家具などから発生する揮発性《きはつせい》有機化合物が原因と考えるのが一般的です。室内の空気質測定を実施すると多くは室内環境指針値の上限かそれを超える濃度を示します。

以上より、シックハウス症候群は転居、新築家屋入居、リフォーム、家具など建物環境からの化学物資曝露によって頭痛、めまい、咳、呼吸困難、皮疹《ひしん》などの症状が出現してくる健康障害といえます。著者らの検討ではシックハウス症候群と診断された患者さんの八〇%以上で一定期間あるいは

皮疹

皮膚の病変の総称で発疹ともいいます。原発疹と続発疹に分類されます。よく見られる皮疹としては、原発疹では膨疹(じんましん)、水疱、膿疱、紅斑(こうはん)などがあります。続発疹としては表皮はくり、びらん、潰瘍、痂皮(かさぶた)、瘢痕(はんこん)などがあります。

図1　広義の化学物質過敏症

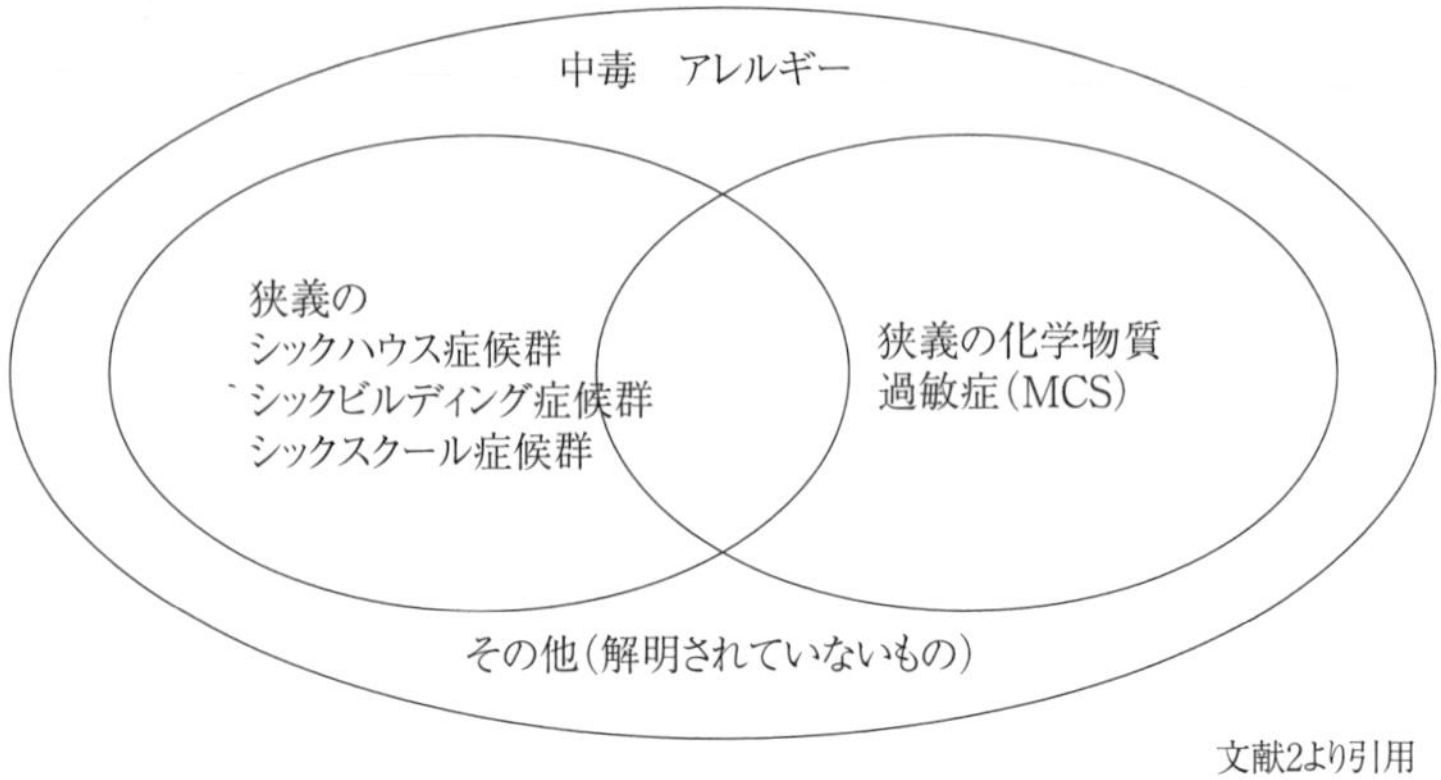

文献2より引用

図2　シックハウス症候群から化学物質過敏症への移行

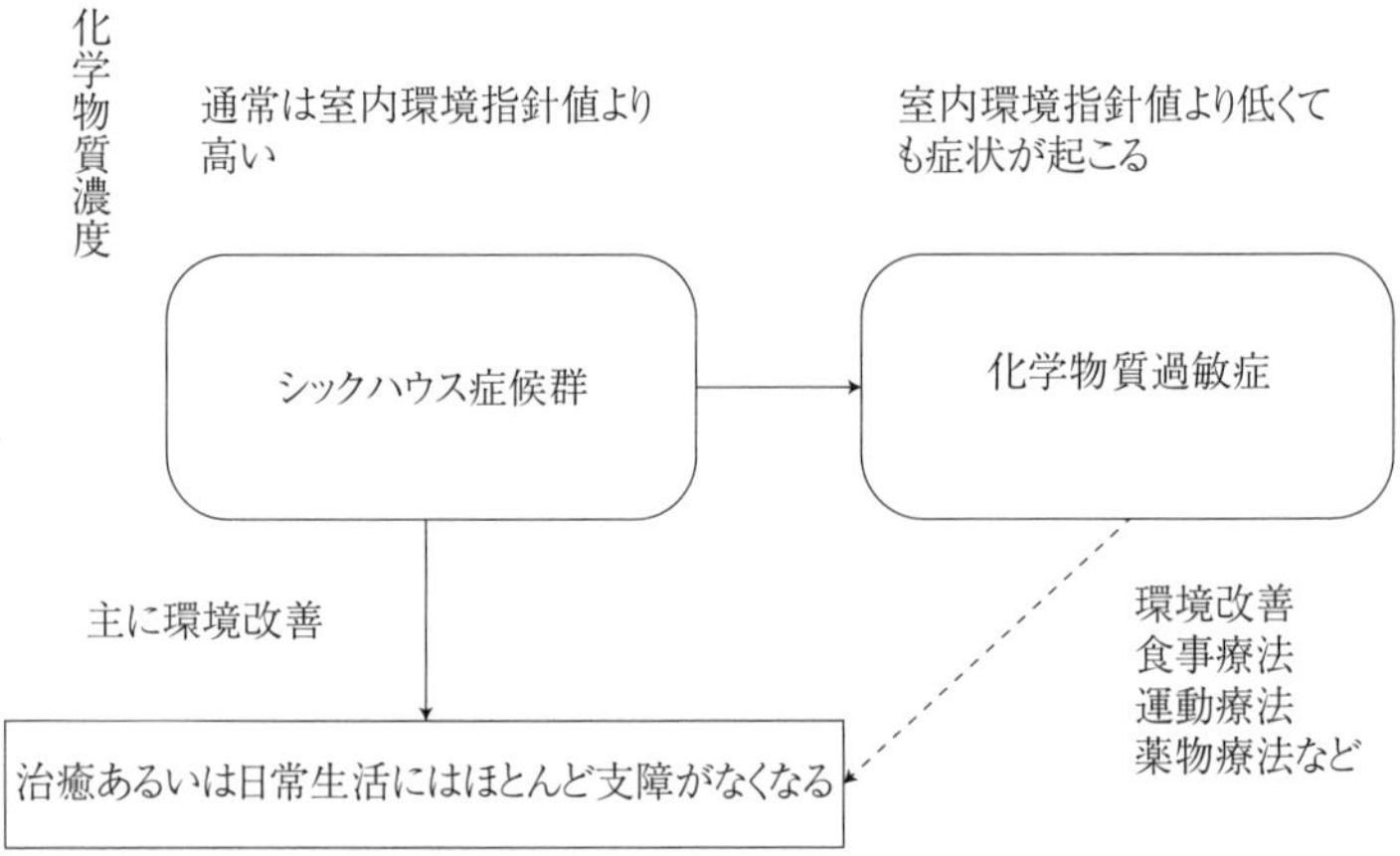

文献2より引用

長期に亘って嗅覚《きゅうかく》過敏や種々の化学物質曝露に過敏になる化学物質過敏症状を経験し、約一〇％が重症の化学物質過敏症へ移行することがわかっています（文献1）。

したがって化学物質過敏症、シックハウス症候群とも化学物質曝露により発症してくる点では同一の病態であり、建物環境による比較的高濃度の曝露で発症するものがシックハウス症候群であり、建物の関与の有無には関係なく、低濃度の化学物質曝露によって種々の症状を来してくるものを化学物質過敏症とするのが妥当と考えます。

図1は化学物質過敏症とシックハウス症候群の位置付け、図2はシックハウス症候群から化学物質過敏症への移行を示したものです（文献2）。

文献1
水城まさみ、山田博之「シックハウス症候群の病型分類についての一考察～長期観察できた症例を中心に～」『アレルギー』五九：一四一三、二〇一〇年。

文献2
水城まさみ「化学物質過敏症：呼吸」三〇：五四六～五五二、二〇一一年。

プロブレムQ&A

II

化学物質過敏症、シックハウス症候群の診断は

Q3 化学物質過敏症の診断基準はどのようになっていますか？

先ほど化学物質過敏症の病態解明はいまだ十分になされていないとのことでしたが、診断基準やどのような検査が必要かについて教えて下さい。

先述したCullenらの診断基準（表1）は現在でも使用されています。1～7の全ての項目に合致しているのが原則ですが、現在ではCullenらの診断基準が提唱された当時とは比較にならないほど化学物質の種類が増加しているので、原因と考えられる化学物質を同定することが困難になってきています。TVOC（総揮発性有機化合物）としては暫定基準値を超過していると判明しても、必ずしも原因物質が同定されるとは限りません。専門医の間では、項目5は「可能であれば検出できる化学物質により症状が生じる」におきかえて使用されており、著者もこれで特に問題はないと考えています。

それに加えて日本では石川哲らが提唱した診断基準（表2）があります。

表1　Cullenによる化学物質過敏症の診断基準（1987年）

1	証明可能な環境由来の化学物質の曝露に関連して発現する
2	複数臓器に症状が発現する
3	原因と思われる化学物質と、症状の再発あるいは軽減との間に関連性がある
4	構造の異なる化学物質の曝露により症状が誘発される
5	低レベルではあるが、検出可能な化学物質により症状が生じる
6	極めて低濃度の曝露、人体に有害な反応を起こすことが知られている平均曝露量よりも数標準偏差値以上も低い曝露により症状が生じる
7	通常の身体機能検査では症状が説明できない

表2　石川らによる化学物質過敏症の診断基準（1999年）

主症状	1 筋肉痛あるいは筋肉の不快感 2 持続する倦怠感、疲労感 3 関節痛 4 持続あるいは反復する頭痛
副症状	1 咽頭痛 2 微熱 3 下痢・腹痛・便秘 4 羞明・一過性暗点 5 興奮・精神的不安定・不眠 6 皮膚のかゆみ、感覚異常 7 月経過多
検査所見	1 副交感神経刺激型の瞳孔異常 2 視覚空間周波数特性の明らかな閾値低下 3 眼球運動の典型的な異常 4 SPECTによる大脳皮質の明らかな機能低下 5 誘発試験の陽性反応

主症状2項目＋副症状4項目　または
主症状1項目＋副症状6項目＋検査所見2項目
必ず他の疾患を除外し、症状と検査所見を合わせて判定する

表3　化学物質過敏症に対する米国のコンセンサス（1999年）

1	慢性の疾患である
2	症状の再現性がある
3	微量の化学物質に反応する
4	関連性のない多種類の化学物質に反応する
5	原因物質の除去で改善あるいは治癒する
6	症状が多臓器にまたがる

診断方法ですが、必ず他の疾患がないことを条件として、表2の下に示したように主症状、副症状、検査所見の合致する項目数の組み合わせによって診断します。しかし、項目の中には一般の日常診療では実施するのが困難な神経眼科的検査が多く含まれています。したがって、最近では専門医でもこの診断基準を参考にはしますが、通常は使用されない方向になってきています。

一九九九年の米国のコンセンサス（表3）は簡便で、しかも的確に病態をとらえられていることから、現在でも専門施設では広く使用されています。

これらの診断基準に共通している事項をまとめると、微量の化学物質曝露で症状が出現し、その症状はいろいろな臓器にまたがり、原因物質の除去で症状は改善あるいは消失しますが、再度の曝露で症状は繰り返される慢性《まんせい》の病気といえます。

Q4 シックハウス症候群の診断基準はどのようになっていますか？

シックハウス症候群という病名からは、家が原因で起こってくる健康障害だということは漠然とわかりますが、シックハウス症候群の診断基準を教えて下さい。

二〇〇九年度の厚生労働科学研究の「シックハウス症候群の診断基準の検証に関する研究」で、シックハウス症候群の定義として「建物内環境における、化学物質の関与が想定される皮膚・粘膜《ねんまく》症状や、頭痛・倦怠感《けんたいかん》等の多彩《たさい》な非特異的《ひとくいてき》症状群で明らかな中毒、アレルギーなど病因や病態が医学的に解明されているものを除く」と定めています。

診断基準として、①発症のきっかけが転居、建物（個人の住居の他に職場や学校等を含む）の新築・増改築、新しい備品の使用など、②特定の部屋、建物内で症状が出現する、③問題になった場所から離れると症状が全くなくなるか軽くなる、④室内空気汚染が認められれば強い根拠になる、としています（文献）。

文献

厚生労働科学研究費補助金　健康安全・危機管理対策総合研究事業「シックハウス症候群の診断基準の検証に関する研究」平成二一年度研究報告書、研究代表者　相澤好治、二〇一〇年。

それでは、この診断基準がどのように活用されてくるのか見てみましょう。

Aさん　三二歳女性　アレルギー性疾患の既往はありません。

二XXX年五月に結婚を機に新築マンションに入居しました。入居直後より外出からマンションに戻ってくると部屋の臭いが気になっていました。特に寝室に入ると咳、鼻水が出て、起床時には眼や顔の痒みと赤みが出るため自分でシックハウス症候群ではないかと思い、日中はできるだけ換気を心がけていました。しかし気温が高くなるにつれて、さらに症状がひどくなり、頭痛や息苦しさも自覚するようになったため専門外来を受診されました。この時には寝る場所を別の部屋にして改善傾向がみられましたが十分ではないため、一時的に実家に避難したところ症状は殆ど出ないところまで改善していました。

しかし短期間であっても自宅に戻ると症状が再発するため、業者に室内空気質測定を依頼しました。その結果、寝室以外の部屋は大きな問題はありませんでしたが、寝室のTVOCが一一〇〇ppmと暫定基準値の四〇〇ppmを大幅に超過していました。ガスクロマトグラフィーで同定した

シックスクール症候群

学校現場で発症するシックハウス症候群のことで、以前は診断書にも「シックスクール症候群」と記載することはありましたが、正式病名ではないため現在では診断書に記載することは殆どないと思われます。

学校現場は予想以上に環境中の化学物質曝露を受ける機会が多い場所です。新築、増改築はもちろんのこと、教科書、書道や美術で使用する教材、音楽で使用する楽器類、教室、

ところ、テキサノール、アセトアルデヒドが高値であり、これらが主な原因物質であることが判明しました。Aさんの事例では診断基準の①〜④まで全てを満足するシックハウス症候群の典型例と診断しました。

B君　一〇歳小学生　アレルギー性疾患としては、乳幼児期よりアトピー性皮膚炎はありますが、現在は軽くなりクリニック通院も必要ない状態でした。

特に問題なく元気に学校生活を送っていました。二XXX年三月より通学する小学校の老朽化と耐震に対処するために大規模改修工事が開始されました。工事期間が長いため特に仮設校舎を準備することなく、児童が通学している状態で施行されました。

初めに一階ロビーの階段の張替え工事がありましたが、その直後より頭痛、喉と眼の痛み、咳、鼻水が見られ、当初風邪だと思って、早退したところ改善しました。しかし通学すると症状がぶり返し、だんだんひどくなっていき、早退を繰り返すようになりました。連休があると殆ど症状がなくなり、今まで通り元気に生活できることもわかりました。工事の種類によっても症状が強い日と比較的軽い日がありました。

廊下、体育館などの定期的なワックス掛け、学校周囲では除草剤、農薬、手洗いの消毒剤など数え上げれば切りがないほどです。発症するのは児童、生徒だけでなく、教職員も含まれます。

なお「シックスクール」という用語は、シックスクール対応のワックスや教科書などには現在でも使用されています。これはシックハウス症候群や化学物質過敏症のある児童、生徒、教職員への影響をできるだけ少なくしている製品という意味です。また教育委員会や自治体のホームページなどでシックスクール対応の方法などのガイドラインを示している場合がありますが、これもシックハウス症候群を防ぐための学校での対応という意味で使用されています。

他の児童の中にも改修工事が開始されてから体調不良で欠席や早退をする児童が見られるようになってきたため、学校で健康調査を実施したところ、少なくとも40名の児童や教職員の一部にも工事開始後より体調不良が見られていることが判明しました。工事開始後二カ月経過したところで専門外来を受診しました。診断基準で見てみると、①～③全て合致して、いりその後空気質測定を指示しましたが、TVOCは複数の場所で暫定基準値を超過していて、特に高値の化学物質が数種類認められ、その中のいくつかが今回の原因物質である可能性が考えられました。この結果より④も合致し、学校現場で起こったシックハウス症候群の集団発生と診断しました。この事例では夏休みを前倒しして、一時的に使用できる仮校舎を確保して工事を進めることができて、これ以上の発症者の拡大を未然に防ぐことができました。このような事例は、以前は「シックスクール症候群」と診断しましたが、現在はシックハウス症候群に統一されています。

Q5 外来での問診や、問診票QEESIとはどのようなものですか？

化学物質過敏症の症状は多岐にわたるので、問診を取ることも大変と思います。実際に専門外来で問診はどのようにしているのですか？

Q5の回答の対象は主に医師や医療従事者ですが、もちろん一般の方々にも役立つように書いています。

どの診療科においても外来に患者さんが受診した時に、どの程度詳しく聞くかは別にして、受診目的、現在の症状、症状経過、既往歴《きおうれき》、家族歴、アレルギー歴、薬歴《やくれき》について、必ず尋ねます。患者さんの中には、病歴や症状が不定愁訴《ふていしゅうそ》的で、症状が把握《はあく》しにくい場合が往々《おうおう》にしてあります。化学物質過敏症やシックハウス症候群の場合も問診段階では不定愁訴的《ふていしゅうそてき》なことが多く、患者さん自身が化学物質曝露をきっかけにして症状が起こったことに気付いていないことがあります。

どの診療科であっても化学物質過敏症やシックハウス症候群という病気

不定愁訴

医学用語の一種です。何となく体調が悪いという漠然とした自覚症状のことです。「体がだるい」「頭が重い」「イライラする」「良く眠れない」などの症状で、症状も一定せずその時々でかわってくることもあります。本人にとってはとても強い自覚症状として感じますが、客観的にはわかりにくいことが多く、検査をしてもなかなか原因が摑めないことが少なくありません。

があることを頭の隅に置いて、症状が出現した頃に転居や増改築、職場が変わった、受動喫煙《じゅどうきつえん》や香料《こうりょう》曝露の増加など環境の変化がなかったかを一言尋ねていただくだけで、患者さん自身が気付いて症状経過が理解しやすくなって、その後の迅速な診断に繋がることが良くあります。

問診票QEESI《クイージー》（Quick Environmental Exposure and Sensitivity Inventory）（表4）は、一九九八年にMillerらによって化学物質過敏症の診断、スクリーニング、すでに発症している患者さんの症状の変化を見るための世界共通で使用できる問診票として開発されたものです（文献1）。日本では一九九九年に石川らが翻訳して日本語版として作成し、化学物質過敏症の専門医療機関やシックハウス対応に力を入れている建築業者などで現在も活用されています。

QEESIは基本的に自己記入式で質問Q1は化学物質曝露による反応、Q2その他の化学物質曝露による反応、Q3症状、Q4マスキング、Q5日常生活の障害の程度に分かれ、スコアと診断基準によって判断します（表5）。巻末の資料1の問診票も参照して下さい。すなわち、それぞれの質問が一〇項目あり、Q4のマスキングを除いてそれぞれの項目について

文献1

Miller C.S. and Prihoda T.J.: The environmental Exposure and Sensitivity Inventory（EESI）: a standardized approach for measuring chemical intolerances for research and clinical application, Toxicol. Ind. Health,15, 370-385（1999）.

香料曝露

香料曝露で健康障害を起こす人があり、最近では香害という語句も括弧付きでなく、普通に使用されるようになってきました。

香料曝露で一番問題になっているのは香り付き柔軟剤です。マイクロカプセルに香料の成分が入っていて、香りが長く続くことを謳い文句にしていますが、それが健康障害を起こす人にとって大敵となっています。そのほかの香料ですが、香水、化粧

表4　QEESIの質問項目

化学物質不耐性		症状	
1	車の排気ガス	1	筋肉・関節・骨
2	タバコの煙	2	粘膜・呼吸器
3	殺虫剤・除草剤	3	心・循環
4	ガソリン臭	4	胃腸
5	ペンキ・シンナー	5	認識
6	消毒剤・クリーナー	6	情緒
7	香水・芳香剤	7	神経・末梢神経
8	コールタール・アスファルト臭	8	頭部
9	マニュキュア・ヘアスプレー	9	皮膚
10	新しい絨毯・新車	10	泌尿器・生殖器

0：全く問題ない　5：中等度に症状が出る　10：これ以上ないほど症状がでる

マスキング（あり：1、なし：0　合計0～10）		日常生活障害度	
1	喫煙	1	食事
2	飲酒	2	仕事
3	コーヒー系飲料摂取	3	新しい家具調度品
4	香水・ヘアスプレー使用	4	衣類
5	殺虫剤・防カビ剤使用	5	旅行
6	仕事・趣味で化学物質使用	6	化粧品
7	受動喫煙	7	社会活動
8	開放型暖房機使用	8	趣味
9	柔軟剤使用	9	人間関係
10	医薬品使用	10	家事

0：全く問題ない　5：中等度に症状が出る　10：これ以上ないほど症状がでる
合計　0～100

品、制汗剤、洗剤など多岐に及びます。また文房具、DVD、線香などの製品もあります。香料の中には植物など自然のものを使用している場合もありますが、大部分は化学物質を合成したもので、化学物質の中には発がん性など健康障害を引き起こすものも含まれています。しかし一つの製品に香りとして使用されている化学物質の種類があまりに多く、日本では危険性がある化学物質でも時に記載義務はなく、「香料」とのみ記載されているというのが現状です。

カットオフ値

検査結果の陽性と陰性を鑑別あるいは検査対象のスクリーニングをしたり、診断基準を決めるために用いられます。カットオフ値を高くすると感度は低下しますが、

「〇＝まったく症状がなし（全く問題がない）」から「一〇＝まったくダメである（これ以上ないほど症状が出る）」で、自分の状態が一〇段階でどの程度になるか〇を付けるようになっています。例えば「Q１の１　車の排気ガスについて」、一〇段階のうち中等度よりほんの少し強いのであれば六程度になります。これを全ての質問項目について答えていきます。自己記入式ですがあまり考えすぎないように率直に感じる通りに〇を付けるのが答える時のコツです。マスキング以外はそれぞれの質問が合計で〇から一〇点になります。Q４のマスキングは「０＝はい」、「１＝いいえ」として合計が〇から一〇点となります。ここでそれぞれの質問項目のスコアの計算が終了です。

次に評価となります。現在も大部分の専門外来や建築業者などで使用されていますが、元祖のMillerらの診断基準では、質問項目のうち使用するのがQ３の症状スコア、Q１の化学物質曝露による反応スコア、Q４のマスキングスコアです。表５の診断基準を見て、例えばQ３が五六点、Q１が八〇点、Q４が三点の人は上から二行目の「患者の確率が非常に高い」と診断されます。またQ３が四三点、Q１が三五点、Q４が六点であれば、

特異度が高くなります。逆にカットオフ値を低くすると感度は高くなりますが、特異度は低下します。

例えば表６のカットオフ値ではQ１（化学物質不耐スコア）が40点以上で化学物質過敏症患者であるという感度、特異度とも満足する値となりました。

文献２

水城まさみ「シックハウス症候群の診断‐問診票の有用性」『臨床免疫アレルギー科』四六：一七五～一八一、二〇〇六年

文献３

北條祥子、水越厚史「疫学調査からみた日本の環境過敏症患者の実態と今後の展望」『臨床環境医学』二七：八三～九八、二〇一九年。

上から五行目の「患者の疑いがある」と診断されます。これはあくまでも自己記入式の問診票での診断であり、記入した時点でのスコアで、臨床での確定診断の参考にするわけで、もちろん症状経過、既往歴などの患者情報を合わせて実際には診断していくことになります。自己記入式ではありますが、私共の経験ではこのＱＥＥＳＩは化学物質過敏症患者さんとそうでない方の鑑別に有用でした。さらにＱＥＥＳＩはシックハウス症候群と化学物質過敏症との鑑別にも有用でした。また症状経過、治療効果判定の客観的指標にもなり得るもので、問診票として非常に優れたものと考えています。（文献２）

最近では北條祥子《さちこ》（尚絅《しょうけい》学院大学名誉教授）らによって日本人のカットオフ値が出されました（表６）。

すなわち、北條らの診断基準ではＱＥＥＳＩの質問のうちＱ１の「化学物質不耐性スコア」、Ｑ３の「症状スコア」、Ｑ５の「日常生活障害度スコア」を使用します。日常生活障害度スコアはその患者さんが日常生活をこなしていくのにどれだけ支障があるのかについて質問するもので、巻末資料にあるように、食事や仕事、通学、日常生活で使用するものについて通常のように使用できない、旅行、家族との関係などについての項目があります。これらのスコアが高いほどその患者さんが重症であると考えられます。日本人は欧米人に比較して我慢強く、症状スコアが低めに出るというのも、元祖Millerらの診断基準で診断すると実際に患者さんから症状や臨床経過を聞いた印象よりもやや軽くなり、診断から漏れてしまっているのではないかという私たち専門医が危惧していた違和感に北條らの基準は応えるものでした。専門医によって診断された患者さんと、健常者について解析し妥当性、整合性が十分あると確認した結果、この三つを診断基準に使用するのが適当であると判断されたものです。

その結果、Q１のスコアが四〇点以上、症状スコアが二〇点以上、日常生活障害度スコアが一〇点以上のいずれか二つ以上の条件を満足すると、化学物質過敏症患者さんとそうでない方とを鑑別するにあたって感度、特異度とも満足する結果となりました。今後はこのカットオフ値が広く

表5　QEESIの診断基準

化学物質過敏症の可能性	症状	化学物質に対する不耐性	マスキング
患者の確率が非常に高い	≧40	≧40	≧4
患者の確率が非常に高い	≧40	≧40	＜4
患者の可能性が高い	≧40	＜40	≧4
患者でない可能性が高い	≧40	＜40	＜4
患者の疑いがある	＜40	≧40	≧4
患者の疑いがある	＜40	≧40	＜4
患者でない可能性が高い	＜40	＜40	≧4
患者でない可能性が高い	＜40	＜40	＜4

表6　日本の化学物質過敏症患者の基準（カットオフ値）（文献6より）

QEESI質問項目	
Q1（化学物質不耐性スコア）	≧40
Q3（症状スコア）	≧20
Q5（日常生活障害度スコア）	≧10

以上いずれか2つ以上を満足する。

使用されるようになると思います（文献3）。

QEESIの記入には一時間位はかかりますが、問診票（資料1-5）をコピーして予《あらかじ》め渡しておいて後日診察日に持参していただいた方が、自宅でゆったりした気分で書いていただけるので良いです。Millerらの基準で「患者の確率が非常に高い」、「化学物質過敏症の可能性が高い」に相当、あるいは北條らの基準で化学物質過敏症患者に分類される場合には、それぞれのクリニックで無理なくできる範囲で以下の対応を参照して進めて下さい。

Q6 一般外来の問診で化学物質過敏症が疑われる患者を簡便に見つけるコツは？

短時間の診察時間に化学物質過敏症が疑われる患者さんを見つけるコツはありますか？　また一般検査でできればやっておいた方が良い検査はありますか？

Q6の対象も主に医師や医療従事者《いりょうじゅうじしゃ》ですが、もちろん一般の方々にも役立つように書いています。

化学物質過敏症は多彩な症状を呈《てい》するため、どうしても不定愁訴《ふていしゅうそ》と捉《とら》えられてしまうことが多いようです。長期に亘って症状が続いている患者さんの中には精神的に追い込まれていて、少しでも自分の症状を認めて欲しい気持ちが強くなるために、非常に多弁となり、一生懸命に自分の経過を延々と話す傾向がある方がいます。

このような患者さんは診察時間がかかるし対応が大変だという理由で敬《けい》遠《えん》されがちです。その結果として専門外来に来られた患者さんの中に、他の医療機関の外来を受診したけれど診察を拒否された、あるいは診《み》てはいただいたが何もしてもらえず帰されたなどと訴える患者さんが多いのが現状です。

　このような患者さんであっても、化学物質過敏症の症状が起こる前からうつ症状があったり、多愁訴だった患者さんは稀《まれ》で、それまでは元気に特に問題なく日常生活が送れていて、仕事や通学などにも全く支障《ししょう》がなかったという患者さんが大部分です。

　化学物質過敏症、シックハウス症候群が疑われる場合、あくまでも他の病気ではないことを確認して確定診断をしなければならないので、クリニックの条件に合わせて、内科系であれば最低限の血液・尿検査（職場健診や特定健診項目程度で良い）、胸部《きょうぶ》レントゲン写真、心電図検査などで異常がないかどうかを見て欲しいのですが、対応が困難な場合には化学物質過敏症あるいはシックハウス症候群が疑われるということで専門医にそのまま紹介していただくことをお勧めします。

　この際は簡略《かんりゃく》なもので良いので必ず紹介状（診療情報提供書）を持たせて下さい。高知病院の化学物質過敏症専門外来は全て保険診療で行っていますが、自由診療で診療している専門クリニックが多いので、最低限の検

紹介状（診療情報提供書）の例文

　診断名：化学物質過敏症疑い、現在診ている疾患名があれば記載

　当院通院中の患者さんですが、〇〇〇〇年〇月頃より体調不良を訴えておられましたが、症状経過より上記疾患が疑われます。よろしくご高診のほどお願い申し上げます。

静脈血ガス

　血液ガス分析検査は一般的には動脈血で測定するので、特に断っていない場合には動脈血ガス分析のことです、血液ガス分析では酸素分圧、炭酸ガス分圧、ＰＨなどの項目が測定できます。通常は主に低酸素血症の評価や代謝異常の評価のために使用されています。

査をして紹介状に添付していただけると患者さんの負担軽減に繋《つな》がります。もし専門外来を受診することになった場合に、紹介状がない場合には紹介医に受診日までに紹介状を書いていただくか、間に合わない場合にはＦＡＸを送っていただくのでも良いですので、是非、紹介医（かかりつけ医など）に依頼《いらい》して下さい。

もし採血をする場合には、前述の検査項目に静脈血《じょうみゃくけつ》ガスを追加していただけると化学物質過敏症診断の助けになります。なぜならば、化学物質過敏症では化学物質過敏症ではない方と比較して安静時の末梢《まっしょう》静脈血の酸《さん》素分圧《そぶんあつ》が高値になることが知られているからです。化学物質過敏症でない方の静脈血酸素分圧は一〇～二〇mmHg台で三五mmHg以上だと有意に高いと考えて良いのですが、化学物質過敏症の中でも重症、難治性《なんじせい》の患者さんでは五〇mmHg以上、高い患者さんでは八〇mmHg以上を呈することが多いです。通常の採血時に血液ガス分析の専用の注射器での採血を追加するだけなので、動脈血ガス分析を実施しているクリニックでは問題なくできますので是非やってみて下さい（文献）。

静脈血ガス分析は化学物質過敏症専門外来以外の診療では殆ど使用されていないため、あまり馴染みのない検査項目と思います。化学物質過敏症で静脈血酸素分圧が上昇してくる機序として、まだ十分には解明されていませんが、ミトコンドリア（肝臓、腎臓、筋肉、脳などに存在する細胞の小器官です。酸素を利用してエネルギーをつくりだしている他、様々な働きを持っています。）での酸素利用率の低下や毛細血管レベルでの動脈血・静脈血シャントなどが可能性として考えられています。

文献

水城まさみ、山田博之「乳幼児期からの頻回の農薬曝露が誘因と考えられたＰＯＶ２が指標となった化学物質過敏症の一例」『アレルギー』五八・一三〇一、二〇〇九年。

Q7 初診時に可能であれば実施して欲しい原因物質検索のための検査は?

どの時点で一般の外来を受診するのかはいろいろだと思います。受診された場合のデータは特に重要と思われますが、どのように対応したら良いでしょうか?

専門外来の初診時にはすでに患者さん自身が建物や職場などの環境が原因と思い、別な場所に避難をしていたり、仕事を休んで二週間以上経過している場合があります。

しかし発症原因となったと予測される環境にいる場合、たとえばその建物に住み続けている、職場での勤務を継続中などの場合には、尿や血液検査で原因物質が検出される可能性があります。また専門外来初診時には多くの場合、原因となっている特定の化学物質が不明です。そこで尿や血液を採取して凍結《とうけつ》保存しておくことをお勧めします。盛岡医療センターでは化学物質過敏症専門外来(令和2年7月に閉鎖)を受診される頃には、原因環境から離れている場合が多いので、リアルタイムでの採取が困難でした。

盛岡医療センターで初診時の採尿で原因物質が特定できた例を経験しましたので、ご紹介します。

患者さんはゴム形成工場の労働者で初診時に仕事を継続していましたが、複数の有機溶剤《ゆうきようざい》を使用していて明確な原因物質は不明でした。そこで保険診療で検査可能な尿中のメタノール、キシレン、トルエン、エタノールを測定したところメタノールが基準値を大幅に超えていることが判明しました。メタノールは作業行程中使用時間が一番多いオルガノシランの代謝産物だということが後日判明して、オルガノシランが原因物質であることを突き止めることができて、労災認定の有力な証拠となりました。

この労働者は配置転換で直接作業から外れることでメタノールも基準値以下になりました（文献）。したがってその後の職場環境調査などで判明することがあるので、初診時の検体をストックしておくと非常に有用なことがあります。

さらに、環境の空気質測定についても同様で、原因となった環境測定は早急に実施すると原因物質究明に繋がりますが、時間が経過してしまうと、すでにベイクアウト（部屋を高温にして、十分強制換気をすること）などの環

文献

水城まさみ、北條祥子「労働現場で発症した化学物質過敏症を巡る最近の動向」『室内環境』二二：二二五〜二二七、二〇一九年。

境改善がなされていたり、転居してしまっているなどで測定不能だったり、測定しても当時の状況ではなくなっているなどの問題があります。

いずれにしても化学物質過敏症やシックハウス症候群を疑ったら、できる限りリアルタイムの測定が診断に有用であることを理解していただきたいです。

プロブレムQ&A

Ⅲ

各科の対応（内科一般、アレルギー科、精神科・心療内科、整形外科、歯科）

Q8 内科一般での対応は？

体調不良が改善しない時に内科一般や総合内科を受診される患者さんが多いと思われます。先ずは対応する際に留意しておくことはどのようなことですか？

　内科を受診する患者さんの多くは何らかの自覚症状《じかくしょうじょう》があることが殆どです。Ⅱで述べたことが基本となりますが、多愁訴《たしゅうそ》に振り回されることなく、症状の時系列《じけいれつ》および症状の起こったきっかけとして考えられることがないかについて留意して問診していくと良いです。

　精神症状の訴えが強い患者さんの中に、ごく稀に統合失調症《とうごうしっちょうしょう》や双極性《そうきょくせい》障害がベースにある場合がありますが、被害妄想《ひがいもうそう》的言動が強い場合には、精神科紹介も考慮して下さい。このような鑑別《かんべつ》ではＱＥＥＳＩは有効で、精神疾患ではＱＥＥＳＩのＱ１化学物質曝露による反応のスコアが低く、Ｑ３症状のスコアが高い傾向があるようです。

　うつ症状については化学物質過敏症の一症状であることが多く、症例に

統合失調症
　以前は「精神分裂病」という病名で呼ばれていました。精神疾患の中では一番頻度が高く１００人に１人がかかると言われています。幻覚（見えないものが見えたり、聞こえない音や声が聞こえる）や妄想が特徴的な症状です。人とのコミュニケーションが取りにくくなって生活することに障害が出てきます。しかし、病識（自分が病気であるという自覚）が持ちにくくなるのが特徴です。慢性疾患ですが、早期発見により、効果のあ

よっては前医で投与された抗《こう》うつ剤《ざい》によって、居ても立っても居られないあるいは大声を出したくなるなど、却って症状が悪化していることもあるので、抗うつ剤を中止して経過をみることが必要な場合があります。

盛岡医療センターでの患者さんの中に、抗うつ剤を中止することでご本人を苦しめていた症状が良くなった症例が良く見られました。精神科医でも対応が困難といわれた患者さんでも、症状の訴えがなかなか化学物質に対する過敏さがない人には理解しがたく、ご家族からも異常だと思われている場合でも、お話しをお聞きしていると、話の流れに一貫性《いっかんせい》があり、何よりもコミュニケーションが取れることが精神疾患《せいしんしっかん》との鑑別のポイントと思います。

シックハウス症候群から重症の化学物質過敏症に移行した患者さんで、夫が「彼女は化学物質のことになると非常に変ですが、それ以外の仕事や家庭のことに関しては、普通にコミュニケーションが取れます」と言われていたことは印象的でした。結局この患者さんはご自宅の大規模なシックハウス対応の全面改修で二〜三年はかかりましたが、症状は良くなって、職場復帰もできて元気に仕事を継続されています。

る薬物療法や、心理的ケアを早期に開始することで、最近では半数以上の患者さんが回復できるようになってきています。

双極性障害

以前は「躁うつ病」という病名で呼ばれていました。躁状態（気分が昂った状態）とうつ状態（気分が低下した状態）が交互に繰り返される精神疾患です。両方の状態が治まっている時には、特に症状は見られず、健康人と何も変わりがないのが特徴です。うつ病の一種と誤解されることがありますが、うつ病とは全く異なっていて治療薬も異なります。したがって精神科専門医による的確な診断が重要です。

ＱＥＥＳＩでＱ１が四〇点以上、Ｑ３で四〇点以上となる場合には、重症の化学物質過敏症である可能性が高いので専門医紹介を計画して下さい。

また先述した北條らの基準で化学物質過敏症に分類される場合には、化学物質過敏症として、先ずは原因物質からの回避《かいひ》や低減についてアドバイスしていただくと、初期であれば、その対応のみで改善してくることがあります。

Q9 アレルギー科での対応は？

アレルギー科医師から専門外来を受診するようにいわれて専門外来を受診されたという患者さんが時々あります。アレルギー科としての対応で何か必要なことがありますか？

漠然《ばくぜん》と化学物質過敏症が何らかの化学物質によるアレルギー疾患だと考えているのは患者さんだけでなく、医師の中にもいらっしゃるようです。また、典型的なアレルギー疾患だとは思っていなくても、クリニックの先生方がこのような患者さんの紹介先に困って、大学病院や総合病院のアレルギー科に紹介することが多いようです。

専門外来には、大学病院はじめ総合病院の呼吸器内科やアレルギー科の医師より、化学物質過敏症専門医へということで詳細な紹介状を持って受診される患者さんが増えてきていることは、化学物質過敏症という病気が徐々に受け入れられてきていることなので、歓迎すべきことと思います。

アレルギー科経由で受診された患者さんの特徴として、香りや受動喫煙で

Ig：免疫グロブリン
Igはイムノグロブリン（immunoglobulin）のことで、日本語では免疫グロブリンといいます。リンパ球より産生されるいろいろな免疫反応に関与する蛋白です。IgG、IgM、IgA、IgD、IgEの5種類があります。IgEはアレルギー反応に関与します。
特異的IgE
IgE抗体は、即時型アレルギー反応をおこす重要な役割があります。例えばダニのアレルゲンによって感作されると、ダニアレルゲンにだけ結合することができる特異IgE抗体が形質細胞で産生されます。現在血液検査では200種類以上のアレルギーに対する特異的IgE抗体を測定することができます。
非特異的IgE
血中の総IgEのことです。血液中のIgE抗体の総量で、何のアレルゲンによるものかはこの検査ではわかりません。非特異的IgEは、気管支喘息やアレルギー性鼻炎などのアレルギー疾患で上記の特異的IgEが陽性であっても必ずしも非特異的IgE高値にならない場合がありますが、アトピー性皮膚炎ではかなり高値を示すことが多いです。
IgE非依存性
Ⅰ型アレルギーであるIgE抗体が関与する反応ではなく、T細胞依存性（Ⅳ型）好酸球性、IgG依存性（Ⅲ型）、その他が含まれます。食物アレルギーもIgE非依存性がみられることがあります。

体調不良を起こす人が多く、さらにアナフィラキシー症状を含む食物アレルギー症状を有する人や薬物過敏症を有する人が多いです。

食物アレルギーについて既に特異的ＩｇＥの検査がなされている場合が多いですが、特異的ＩｇＥを測定すると、例えば小麦を含んだ食品でアレルギー症状を起こす場合に小麦に対する特異的ＩｇＥが陽性を示すというように、通常は原因抗原が同定できる場合が多いです。

これに反して、非特異的ＩｇＥが低く（多くは三〇 IU／ml以下となり、一桁の場合もあります）、食物に対する特異的ＩｇＥを調べると、例えば小麦を含む食品でアナフィラキシーのエピソード（発作）が何度も起こっている場合でも、該当食物（この例では小麦）を含めて多数の食物について検査しても特異的ＩｇＥが全て陰性というＩｇＥ非依存性と考えられる場合があります。化学物質過敏症と診断された患者さんでは、ＩｇＥ非依存性の方が多い傾向があります。その原因として、食品添加物や農薬に反応している可能性が示唆される患者さんもいるので、もう少し詳細に問診を取ると、リンゴでアナフィラキシーを起こした患者さんで、無農薬のリンゴは問題なかったということがあります。

アナフィラキシー症状

もっとも多い症状はじんましん、皮膚のかゆみなどの「皮膚症状」、次いでくしゃみ、咳、ぜいぜい、息苦しさなどの「呼吸器症状」、目のかゆみやはれ、くちびるのはれなどの「粘膜症状」が多いです。腹痛、下痢、嘔吐などの「消化器症状」、さらにめまい、血圧低下などの「循環器症状」があります。これらの症状が単独あるいは複数みられます。急激な血圧低下や意識消失を伴う場合は命の危険があり、エピペン®（エピネフリン）自己注射などの迅速な対応と医療機関受診が必要です。アナフィラキシー症状の三大原因として食物、薬物、蜂毒があります。

Q10 精神科あるいは心療内科の対応は？

患者さんの中で一度は精神科や心療内科を受診したという方が多いです。精神科や心療内科を受診された際の対応についてどのようなことに注意したら良いか？

化学物質過敏症患者さん自身の判断で初めから精神科や心療内科を受診することはそれほど多くありません。たいていはご家族や職場の上司に受診を勧められたり、他科を受診した結果、精神科や心療内科の受診を勧められる場合が多いのです。受診を勧められた場合に、ただ精神科を受診するようにとのアドバイスのみで必ずしも紹介状を書いていただけない場合もあります。

精神科や心療内科を受診した患者さんの中で、どのような患者さんが化学物質過敏症やシックハウス症候群が疑われるかについて述べます。そのような患者さんは、内科の項で述べたように、一連の症状発現前は、元気で日常生活を送っていましたが、ある時期より精神症状も含めて種々の身体症状も伴ってきて、日常生活に著しい支障が起こっていることです。

子供の場合は、朝から調子が悪くて学校に行けなくなったり、登校はしたものの途中で体調不良となって、早退を繰り返すことがあり不登校《ふとうこう》と思われがちですが、多くは学校には行きたい、クラスメートと一緒に勉強したり遊んだりしたいという気持ちが強く、根本的に不登校とは異なります。

もし精神症状のきっかけが何らかの化学物質曝露が疑われる場合には、早目に化学物質過敏症の専門医に紹介し、化学物質過敏症としての治療が必要です。特に抗うつ剤を長期に服用《ふくよう》している患者さんの中に化学物質過敏症への対応が遅れて、化学物質過敏症自体が重症化《じゅうしょうか》、難治化《なんじか》してしまっている患者さんが、数年経過して化学物質過敏症外来に辿《たど》りついたという症例に遭遇しています。

先述したように、被害妄想的言動《ひがいもうそうてきげんどう》が強い場合に、例えば「隣人《りんじん》が自分の不在中に農薬を自宅に撒《ま》く」「誰かが天井に殺虫剤を仕掛《しか》けている」などの訴えをする患者さんを精神科に紹介したところ、緊急入院となった例はあります。

余裕があればＱＥＥＳＩや静脈血酸素分圧《じょうみゃくけつさんそぶんあつ》を検査すると、化学物質過敏症の除外診断に役立ちますが、忙しい診療の中で実施するのは困難です。

また精神疾患と化学物質過敏症が併発している症例も多くはないですが認められます。この場合には例えば化学物質過敏症の症状が悪化すると、元々ある精神疾患の症状も悪化するなど、お互いの病気が相互に悪影響を与えるので、このような場合には化学物質過敏症専門医と精神科医・心療内科医との連携が非常に重要なので気軽にご相談下さい。

さらに最近では前述したように化学物質過敏症は中枢《ちゅうすう》過敏症であるという概念も出てきて、「脳機能に影響を与える病気」であることもいろいろな研究結果出てきています。このような観点から、精神科で行う、認知行《にんちこう》動療法《どうりょうほう》やカウンセリングなどにより脳を休ませ、脳の過敏さを減少させていく訓練が有効な症例もでてきました。今後ますます連携が重要な役割を果たすことが期待されます。

Q11 整形外科の対応は？

化学物質過敏症の患者さんの中には体の痛みやしびれ、筋肉痛、関節痛などを訴える場合が思いのほか多いようです。整形外科として注意しておく点は？

化学物質過敏症の症状で、筋肉痛や骨の痛み、上下肢《じょうかし》のしびれが起こることがあるので、このような患者さんは整形外科を受診する可能性があります。化学物質過敏症で症状が起こってくる典型的な場合は、何らかの化学物質曝露によって症状が増悪《ぞうあく》し、曝露から回避できると症状が軽減して来たり、消失することです。具体的な例として、夜に急にタバコ臭が流れてきて、頭痛、気分不良となり、その後に上下肢の痛みとしびれが起こったなどです。

化学物質過敏症の症状であることが否定的なのは、いつも決まった部位に症状が起こる場合で、化学物質過敏症の専門外来を受診した患者さんで椎間板《ついかんばん》ヘルニアや脊柱管狭窄症《せきちゅうかんきょうさくしょう》であったり、さらには脳腫瘍《のうしゅよう》の場合もあり

椎間板ヘルニア

良くみられる症状は腰痛や下肢痛（一般的には坐骨神経痛と言われます）です。椎間板は脊髄の前側（おなか側）にあるクッションの成分で、周囲の比較的硬い線維輪という組織と、その中身である髄核に分けられます。椎間板ヘルニアは線維輪に亀裂が入って、そこから髄核の一部が線維輪の外に飛び出してきて神経を圧迫することで痛みが生じます。全年齢で起こってくる可能性があります。

脊柱管狭窄症

三大症状は①歩行と休息を繰り返

ましたので、整形外科専門医や脳神経外科や神経内科など他科の専門医の診断が必要な場合があることも留意していただきたいです。

また特に中高年の患者さんにおいては、当然これらの整形外科疾患に化学物質過敏症を合併《がっぺい》することもありますし、線維筋痛症《せんいきんつうしょう》の可能性もありますので、専門科としての鑑別診断を是非お願いしたいです。

す間欠跛行（はこう）で長く歩けない、②下肢の痛み、③下肢のしびれです。腰痛はあまり強くありません。脊柱管は脊髄、椎間板、関節黄色じん帯などで囲まれた脊髄の神経が通るトンネルになります。加齢、労働、あるいは背骨の病変による影響で変形した椎間板と背骨や椎間関節から突出した骨などによって神経が圧迫されます。中高年の発症が多いです。

線維筋痛症

体の広い範囲に慢性的に強い痛みが起こる病気で、筋肉や関節のこわばりに加えて、不眠、疲労感、過敏性腸症候群、片頭痛、記憶障害などの多彩な症状を呈してきます。まだ詳しい原因は不明ですが、最近では慢性疼痛や慢性疲労症候群と同様に脳内に慢性の炎症が何らかのメカニズムで起こっていると考えられるようになってきました。

Q12 婦人科での対応は？

自律神経症状が多いためか、女性の化学物質過敏症の患者が受診する科で多いのは内科に次いで婦人科です。婦人科での対応で特別に注意する点がありますか？

化学物質過敏症、シックハウス症候群とも罹患率《りかんりつ》は男性と比較して女性の方が多いこともあって、婦人科を受診することが多いです。

実際に専門外来を受診する患者さんの中で、以前より婦人科疾患で婦人科に通院していた場合や、様々な症状が出てきて、更年期障害《こうねんきしょうがい》ではないかと思って婦人科を受診する場合、さらには手術やホルモン療法など何らかの婦人科疾患の治療後より、様々な症状が出てきて再度受診する場合があります。

一見、不定愁訴《ふていしゅうそ》に思われる場合でも、前述しているように、化学物質過敏症やシックハウス症候群の可能性を疑って、簡略で良いので環境要因の変化について尋ねていただきたいです。

更年期障害

更年期とは人の一生の中で、性成熟期から老年期への移行期のことをさします。更年期障害は、全般的には性腺ホルモンの低下によって起こってくる症候群で、男性にもみられます。しかし、多くは女性で症状があらわれてくる症候群を意味します。卵巣機能の低下によるエストロゲン欠乏、特にエストラジオールの欠乏があってホルモンバランスが崩れて起こってきます。

症状としては多くは不定愁訴と

その結果、患者さんご本人も気付いていなかった関連が明らかになってくる場合にはQEESIを実施し確認するか、あるいは直接、専門医へ紹介して下さい。

して捉えられることが多く、のぼせ、発汗、冷え性、頭痛、めまい、耳鳴り、不眠、イライラ感、疲労感、しびれなど化学物質過敏症患者さんにみられる症状と重なるものが多いです。

治療としてはホルモン補充療法が重要ですので、一度婦人科を受診しホルモンバランスの検査を受けられると、治療に繋がり症状緩和に役立ちます。患者さんの年齢によって化学物質過敏症と合併している場合も少なからずありますので、もし治療してもなかなか改善しない、発症の頃に転居など環境の変化があった場合には、婦人科医に相談して化学物質過敏症の専門外来を紹介してもらうなどが必要となってきます。

Q13 歯科の対応は?

ここ数年専門外来では、歯科治療に関する相談が急増しています。現在、歯科治療は化学物質過敏症の患者さんにとって、切実な問題になっているといえます。

1 化学物質に過敏な患者さんの歯科受診について

化学物質過敏症やシックハウス症候群など化学物質に過敏な患者さんで、歯科受診を希望される場合に歯科受診に関して、いろいろと心配や不安な方が多いと思われます。歯科受診に際して患者さん自身が知っておくべき留意点について以下にまとめました。

① 化学物質過敏症患者さんを対象にしたクリニックは全国的に見てもほとんどないのが現状です。したがってお住まいの近くで専門のクリニックを見つけるのはかなり困難と思われます。

② しかし一般の歯科クリニックであっても、歯科医やスタッフが化学

物質過敏症について理解があって、診療室の換気を十分にしていただいたり、診察順を配慮して下さったり、もし反応するものがあった場合にはすぐに対応してくれるなどで診療を受けられることが多いです。

ただクリニック内が全面禁煙になっているかどうかは予め《あらかじ》確認しておく必要があります。受診の際には化学物質過敏症であることをお話しして、上記のような対応をしていただけるか確認して下さい。

③ 歯科診療では種々の充填物《じゅうてんぶつ》などの歯科材料、接着剤（重合剤《じゅうごうざい》）、消毒剤、殺菌剤、麻酔《ますい》剤などを使用します。化学物質過敏症の患者さんに一〇〇％安全なものはありません。しかしレジンやホルマリンなど、化学物質過敏症患者さんには使用しない方が良いものはあります。

また化学物質過敏症の患者さんでもレジンは使用できたという場合もあり、個々の患者さんでどれが良いかは異なっています。そこで診療の際に使用予定の材料や薬剤を少量口内に入れて経過をみて問題がなければ本格的に使用するなどの手順を踏んでいただければ治療は可能な場合が多いです。

しかし多少反応がある治療でも、歯科医から治療が必要であると判

レジン

歯科用レジンはさし歯、入れ歯、仮歯、接着剤など歯科治療で頻繁に使用されている樹脂の一種です。レジン液には臭いがあり、揮発性があるために喘息や、鼻炎などアレルギー症状を起こすことが知られています。レジンはレジン粉とレジン液を混ぜて重合（固まらせる）させますが、一部反応せずに残留モノマーとなると、アレルギー症状を起こしやすくなります。歯を削った後の充填に使用する光重合型コンポットレジンでは紫外線を当てるとすぐに固まるので、残留することが殆どなく、化学物質過敏症の患者さんでも使用できることがあります。

ホルマリン

歯科治療において、ホルマリンはホルマリン系消毒剤として根管の消

断された場合には、治療後にタチオンの点滴や酸素吸入をすることで症状がリセットできれば、治療が継続できる場合がありますので、そのような場合には化学物質過敏症の専門外来に相談して下さい。

④ 相談の中に金属アレルギーや、電磁波過敏症も合併しているので、金属材料が使用できないのでどうしたら良いかと言う相談も多くあります。

基本的には治療していただく歯科医に直接相談していただくのが良いです。最近ではハイブリッドセラミックレジン冠《かん》やチタンなど、金属が合わない方でも使用できる可能性のある材料があります。特にハイブリッドセラミックレジン冠は、通常は保険外診療となる治療ですが、金属アレルギーの診断があれば保険診療でできるものとして注目されています。

従来のセラミックやチタンは、自費診療になりますので治療費が高額となってきます。安全性や口腔内《こうくうない》の条件で使用できない場合がありますので、やはり歯科医に相談して下さい。

注意していただきたいのは化学物質過敏症や電磁波過敏症では実際

毒と蛋白の凝固の目的で使用します。以前は頻繁に使用されていましたが、最近ではホルマリンを使用せずに水酸化カルシウムを使用する他の方法も可能になってきました。

金属アレルギー

金属が原因で起こるアレルギーです。アレルギーはタンパク質に対して起こるので、金属そのものがアレルゲンとなって直接アレルギーを起こすことはありません。しかし、金属から溶け出したイオンが、本来人が持っているタンパク質と結合してアレルゲンとなるタンパク質に変化すると、アレルギーを引き起こすことがあります。症状としては、金属と接触した部分に起こる接触皮膚炎や口腔粘膜などの粘膜炎が代表的です。金属イオンが血流によって全身に運ばれると接触部以外の皮膚にもには金属アレルギーではない場合でも、金属を入れることで過敏反応を起こすことがありますが、今の所は化学物質過敏症や電磁波過敏症の診断のみではハイブリッドセラミックレジン冠は保険適応にはなりません。また大部分の化学物質過敏症の専門外来では歯科金属アレルギーの検査はしていませんので、ご希望の方はお近くの皮膚科や歯科にお問い合せ下さい。

⑤　良く患者さんから直接化学物質過敏症の専門外来に連絡があり「歯科にかかりたいが、どこか紹介して欲しい」「歯科治療自体が受けられるか」「歯科治療でこのような材料を使用することになっているが大丈夫か」などの相談がありますが、基本的にはお答えすることはできません。患者さんの口腔内の状況や治療の必要性や緊急性などは担当されている歯科医でなければわかりませんので、化学物質過敏症専門医が責任を持って対応することは不可能です。歯科医からの紹介状があれば、情報交換をしながら治療を進めていただくことが可能です。

　最近は歯科医の中にも化学物質過敏症について理解し、協力していただける先生方が増えてきています。まずは躊躇《ちゅうちょ》せずに歯科医に相談

皮膚炎が出てくることがあります。

　歯科金属アレルギーとは、歯科治療に使われる詰め物や被せ物となる金属を口の中に入れることで口腔内、顔、全身にアレルギー症状を起こすことです。

　金属アレルギーを起こしやすい金属の種類には、ニッケル、コバルト、錫（すず）、パラジウム、クロム、亜鉛、鉄、銅などがありますが、歯科治療の際に良く使用される金属が多く含まれています。

　一方、金属アレルギーを比較的起こしにくい金属にはチタン、ステンレス、金、銀があります。歯科治療で使用される金属で起こってくる金属アレルギーは最近増加の傾向にあります。

　歯科金属アレルギーの症状には、手や足の裏に水疱（水ぶくれ）ができる掌蹠膿疱症（しょうせきのうほうし

してみて下さい。

⑥　最後となりますが化学物質過敏症の患者さんは歯科治療が困難になることが多いので日頃からの口腔ケアがとても大切です。日々の口腔ケアの方法については歯科医や歯科衛生士から指導していただけるので、定期的に口腔内診査を受けて、虫歯や歯周病の予防をしていただけると抜歯《ばっし》や充填物、義歯《ぎし》を入れたりなどの治療をしなくても良い健康な口腔内状態を保てます。

2　歯科クリニック、病院歯科へのお願い

最近は化学物質過敏症をお持ちの患者さんの歯科治療を担当していただける歯科クリニックが増えてきて感謝しています。本項では特に歯科クリニックで対応していただきたいことを左記にまとめましたので、診察の際にはよろしくお願い致します。

●診察室環境に関して

①　診療室の換気を十分にしていただき、可能であれば空気清浄機を使

ょう）や口内炎、歯肉炎、舌炎などがあります。外用薬や内服薬では改善しないため、金属の除去が必要な場合が多いです。長いこと全身の湿疹が改善しない場合に、その原因が歯科金属の詰め物や被せ物だったということがあります。

用して下さい、

② 診察順を配慮して、他の患者さんのいない時間帯に予約を取って下さい。

③ クリニック内のベランダなどを含めた全面禁煙にご協力お願いします。

④ スタッフの使用している柔軟剤《じゅうなんざい》や洗剤、化粧品、整髪料《せいはつりょう》などの香りの強いものに反応して体調不良となり治療が続けられなくなることがありますので、極力使用を控えることにご協力お願いします。また喫煙者のスタッフが直接治療や指導を行うといわゆるサードハンドスモーク（服や髪に付着したタバコの臭いや呼気に含むタバコの臭い）に強く反応することがありますので、スタッフは非喫煙者が対応して、香害についても十分注意して下さるようお願い致します。

●歯科治療に関して

① 歯科診療に関しては１‐③に記載したとおりです。
しかし多少反応がある治療でも、歯科医が治療が必要であると判断

香害

Ｑ５で説明した香料曝露による健康障害のことをいいます。一〇年位前までは化学物質過敏症発症のきっかけとして、建物環境（建材や家具などから放出される揮発性有機化合物の曝露）による、シックハウス症候群から化学物質過敏症へ移行する場合が半数を占めていました。その後間もなくして米国のｐ＆Ｇ社が売り出したダウニーという香り付き柔軟剤が米国で人気となり、その後一気に日本でも売り出されるようになり、他社の香り製品も次々と製造、販売されるようになりました。その頃より化学物質過敏症発症の原因が香り付き柔軟剤ということで専門外来を受診

された場合には、治療後にタチオンの点滴や酸素吸入をすることで、症状がリセットできれば、治療が継続できる場合がありますので、そのような場合には治療後に直ちに行ける場所にある化学物質過敏症専門外来や病院歯科であればその病院の内科などに相談下さい。歯科治療後にタチオンの点滴と酸素吸入を行うと有効ですので、毎回症状が強く出る場合には保険適応になります。比較的症状が軽度ですぐ治まる場合には、予め専門外来で指示されている酸素吸入をしていただいたり、タチオンの内服を頓用するなどで改善することが殆どです。

② 診察室の換気、空気清浄に加えて、臭いの強い材料や薬品、消毒剤を使用する場合に、口腔内に吸引器を挿入して、出てくる揮発成分を吸引していただくと楽にできるようです。治療内容によると思いますが可能でしたら試みて下さい。またこれも可能かどうかは条件によると思いますが酸素吸入も有効です（二ℓ／分程度）。

される患者さんが急増してきています。

最近の状況ですがQ５の文献３（北條ら）にも明らかにされているように、日本人を対象にした疫学調査で約一〇年前と比較して、化学物質過敏症患者群では、発症のきっかけが柔軟剤などの香り製品であった人が有意に増加しました。それに反して対象群（化学物質過敏症でない健常者群）では柔軟剤などの香り製品の使用が一〇年前に比較して有意に増加しているという結果が得られました。このことは、皮肉にも香り製品の使用量が増加している反面、香害を起こしている人が増えてきているという二極分化の状態を証明する結果となりました。

Q14 医療機関を受診する際の心構えにはどのようなことがありますか？

専門外来を受診する前に複数の病院を受診している患者は非常に多いです。一般のクリニックやその他の科を受診する時に最低限していただきたいことは？

Q8～13の質問に対するアドバイスは主に医師を対象にしたものとなっています。Q14は患者さんや一般の方々へのアドバイスです。

化学物質過敏症の専門外来を受診される場合にもみられることですが、現在の症状の訴えばかりで、いかに辛いのかが中心になっている方がおられます。化学物質過敏症の専門外来では特に新患《しんかん》患者さんの診察時間はできるだけ長く確保できるような体制をとっていますが、一般の外来や病院の専門科では多忙な日常診療の中で時間を取って診察する余裕は先ずありません。そこで診察の効率をできるだけ上げて、しかもできるだけ客観的《きゃっかんてき》、科学的に判断する助けになるために以下のことについて、あまり詳しすぎず、メモ程度で良いので簡単に記載したものを用意して持参して下さい。

以下の項目は通常診察を受ける際にも必要なことではありますが、特に留《りゅう》意《い》して頂きたいポイントです。

① 自覚症状について、いつ頃から起こったか、症状が良くなったり悪くなったりするのか、段々悪化しているのか、または改善傾向にあるのか。

② 症状は突然起こったのか（日時や場所まではっきり覚えている位突然か、そこまではないのか）、徐々に起こってきたのか、気が付いたら症状があったのか。

③ 医療機関の受診の有無には関係なく、体調不良が起こる前から、持病的にあった症状はあったのか。

④ 体調不良をきたす前に、何か環境の変化で気が付いたことはないのか（例えば転居、自宅のリフォーム、職場環境の変化、家族に関わる環境の変化など）。

プロブレムQ&A

Ⅳ

患者さんへの助言と、療養指導について

Q15 一般医ができる患者へのアドバイスはありますか？

このQ15は医師が対象となっています。患者さんへのアドバイスは後半のQ&Aで詳しく取り上げていますので、そちらをお読みください。

他の病気と同様に環境過敏症《かんきょうかびんしょう》も早期診断、早期介入が非常に有効です。

特に化学物質過敏症、シックハウス症候群でも軽症と考えられる場合や、QEESI問診票で「化学物質過敏症を発症しやすい人」、すなわち予備軍と考えられる場合には、速やかな環境整備のみで症状が改善することが多いので、先ずは原因となっている場所や原因物質からの回避、化学物質曝露を防ぐために活性炭《かっせいたん》マスク装着や、少しでも化学物質の曝露量を減らすために、換気改善や空気清浄器設置などの助言をしていただきたいです。

具体的にはQ16に記載した「化学物質過敏症、シックハウス症候群に対する生活指導」を参照して下さい。

専門外来受診時に、前医からの助言を聞いて患者さん自身で実行している場合には、かなり症状が軽減していることが多いので是非お願いしたいです。

Q16 現時点で効果が認められている治療にはどのようなものがありますか？

Q16は著者水城が『今日の治療指針2018』（文献）に書いたものがベースとなっています。医師、患者さんはじめ一般の方々にも知っていただきたいです。

治療方針

治療の原則は原因化学物質からの回避と自然換気や換気扇、空気清浄機による環境中化学物質の低減などの環境改善です。

しかし、環境改善のみでは症状改善が困難な場合にはグルタチオン、ビタミンB_6、B_{12}、C、漢方薬《かんぽうやく》などの解毒作用《げどくさよう》や抗酸化作用《こうさんかさよう》のある薬物療法が有用です。

アレルギー症状や喘息《ぜんそく》症状を合併してくる場合にはそれぞれの治療薬を使いながら、化学物質曝露により頭痛、脱力、筋肉痛、倦怠感《けんたいかん》、重症では意識消失などの急性症状を伴う場合には酸素吸入やグルタチオンの点滴が有効です。

『今日の治療指針』
各科の疾患に対する最新の治療法を、斯界の専門家が執筆した治療法年鑑。
一九五九年の発行以降六二年にわたって毎年発行され、数多くの医療職の方々に愛用されてきました。医学書院ホームページより（https://www.igakushoin.co.jp/misc/fair/tt2020/index.html）

【慢性期《まんせいき》の対応】

処方例をお示しします。下記の薬剤のいずれかを用います。あるいは(1)と(2)、(1)と(3)、(1)(2)(3)のすべて併用します。

(1) タチオン錠（五〇mg） 一回二錠 一日三回 毎食後
(2) ピドキサール錠（一〇mg） 一回一錠 一日二回 朝・夕食後
(3) メチコバール錠（五〇〇μg） 一回一錠 一日二回 朝・夕食後

上記で効果が不十分な場合、あるいは咳の多い症例では次の(4)を追加。

(4)ツムラ麦門冬湯（三g） 一回一包 一日二回〜三回 食前服用

注意点：化学物質過敏症の患者さんの中には、多くの薬剤に過敏に反応してしまうことがありますので、一度に複数の薬を投与せず、一種類ずつ投与して体調を見ながら増やしていくと良いです。アナフィラキシー症状を起こすことは非常に稀ですので、副作用《ふくさよう》のことや初めは一日一錠など少量から開始して様子を見ることや、体調不良をきたすようであったら、薬

文献
『今日の治療指針2018 私はこう治療している』「シックハウス症候群／化学物質過敏症」六〇：一〇五五〜一〇五六、水城まさみ、医学書院、二〇一八年一月。

を中止して様子をみることなどを予めお話ししておきます。
また前に服用できなかった薬でも、後になって使用できる場合もあります。後発品から先発品に変更したら問題なく使用できる場合もあり、薬剤成分そのものより添加物に反応していることも考えられます。

【急性症状の対応】
何らかの化学物質曝露によって急激に頭痛、脱力、咳、息苦しさ、ひどい場合には一時的に意識消失を起こすことがあります。このような場合には以下の治療が有効です。

処方例：左記の点滴に加えて酸素吸入二～三ℓ／分　三〇～六〇分を併用するとより効果的。
生理食塩水一〇〇㎖＋タチオン二〇〇㎎　一時間かけて

【生活指導】
① ぬるめの湯で長めに入浴

② ウォーキングなど適度な運動

③ 野菜を多く摂れるような食事（ただしできるだけ低農薬や無農薬）、香辛料《こうしんりょう》や甘味料《かんみりょう》、添加物《てんかぶつ》の多い食品は避けること。詳しくはQ17を参照して下さい。

専門医から食事に関してのアドバイス

次のQ17で示すように化学物質過敏症の患者さんは多種類のミネラルが一般人と比較して低くなっています。そのために抗酸化作用《こうさんかさよう》、解毒作用《げどくさよう》、有効な栄養分の取り込みなどが順調にいかずに体調不良の原因となっていることが考えられます。

化学物質過敏症の患者さんの中には非常に真面目で物事に真剣に取り組む傾向があったり、今度また食べて具合が悪くならないだろうかと不安になってしまい、どんどん食べられる食品の種類が限定されてしまっている方がいらっしゃいます。何とか限られた食品で栄養のバランスが取れている場合は良いのですが、極端《きょくたん》な食事制限を自分に課してしまって、農薬が怖いから野菜はいっさい食べない、肉は全く食べないなどとなると、栄養障害により身体症状が表面化してきます。

実際に診療した患者さんの中に数年に亘《わた》って、米以外野菜を摂っておられなかった方がいます。その方は、高度の貧血と栄養障害に加えて葉酸《ようさん》欠乏《けつぼう》による末梢神経炎《まっしょうしんけいえん》が起こって筋力低下のため歩けなくなっていました。この患者さんでは、徐々に食べられる食品の種類を増やすことで二〜三年はかかりましたが、改善されています。

また体調不良がいつもよりひどくなって受診された患者さんでは鉄欠乏《てつけつぼう》性貧血《せいひんけつ》が強くなっていました。場合によっては輸血も必要な位になっていました。この方の場合も体調が悪いのは貧血が原因だということを十分にご説明してやっと納得していただき、病院に行ったのですが輸血ではなく鉄剤の注射を受けて元気になられました。

以上より、化学物質低減は必要ですがゼロにすることは現実的には無理で、このような弊害《へいがい》が大きいことも是非覚えておいて下さい。栄養失調により身体に大きな影響が出ているケースは少なくありません。食事は健康寿命を長くできて、これから有意義で楽しい人生を送るために不可欠です。化学物質過敏症はそれに気づかせてくれたものと前向きに捉えていくと気持ちにも余裕が出てきて前向きに生きて行くことができるようになると思います。

それからもう一つお伝えしておきたいのは、化学物質曝露に対して、どうしても家族や、職場、隣人、学校などが理解してくれないこともあり、批判したり、対立したりという状態に陥っていて、それでますますストレスを増してしまっている患者さんがいらっしゃることです。この場合、相手のせいにするのではなく、新しい概念の病気であって、多くの人はどう対処するのが良いのかがわからなくて困っていると考えることです。

そこで、これらの身近な人たちに病気に立ち向かう仲間になってもらうという気持ちで対応すると、ストレスがずっと少なくなって、状況が好転するケースをたくさん見てきました。

何事も見方を変えると、新しい道が拓けて希望が出てくると思っています。専門医には自由に心を開放してどんなことでも話していただける受け皿になれればと思っています。

専門医から医師、医療従事者、自治体の担当者へのアドバイス

■専門医へのコンサルト

・問診票QESIで化学物質に対する不耐性《ふたいせい》スコア、症状スコアが高く「化学物質過敏症の確率が非常に高い」に分類される場合には、専門医に診察してもらいます。

・精神症状が強い場合でも「化学物質過敏症の確率が非常に高い」に分類される場合には重症の化学物質過敏症の可能性があるので、安易に精神科に回さずに、先ず専門医の診察をお勧めします。

■患者説明のポイント

・重症の化学物質過敏症では思考力・集中力低下や不安感、易疲労感《いひろうかん》が強いので、できるだけ話をしやすい環境を提供する必要があります。一見脈絡《みゃくらく》のない訴えでも化学物質曝露の可能性を念頭に置いて聞いていくと、話の方向性が見えて来て、多忙な診療の中でも心の余裕を持って患者さんの対応ができるようになり、結果として話しやすい環境を提供することができます。

易疲労感

通常より疲れやすいと感じること。少し歩くだけで疲れたり、いつもの仕事や作業を続けるのが困難と感じること。

原因としては、ストレス、睡眠不足、栄養状態が良くない、さらに加齢、喫煙などの精神的、肉体的なものがあります。しかし、休息を取ったり、生活習慣を見直してもなかなか改善しない場合は、うつ病や筋肉・神経疾患、貧血、糖尿病、甲状腺機能低下症などが隠されている場合があるので、単に疲れや怠けていると片づけることなく、経過観察、場合によっては精査が必要です。

■看護・介護のポイント

・化学物質過敏症患者さんは重症化すると外出もできず、日常生活に著しい支障をきたしてきます。彼らは、不安感が大きく依存心が強くなっている場合が多いです。看護師は日常生活での困難な問題に直面している患者さんに寄り添って、ゆっくり話を傾聴《けいちょう》して不安を取り除いていけるようなアドバイスができるようにして下さい。

・重症の化学物質過敏症患者さんの中には日常生活援助が必要となり、介護保険を申請する場合がありますが、医師の意見書に「介護にあたっては非喫煙者であること、香りの強い整髪料や化粧品、洗剤や柔軟剤の使用を控えて欲しい」旨を必ず記載する必要があります。

Q17 知っておくと有用な食事についての知識は？

高血圧、糖尿病をはじめとする慢性疾患では食事は薬と肩を並べる重要な治療となっています。患者に特別な食事療法はありますか？

長年にわたってそよ風クリニック院長の宮田幹夫とともに患者さんの栄養指導はじめ、生活上のさまざまな患者さんからの相談対応に携わってきた共著者の一人である乳井美和子管理栄養士が、最近の知見も含めて栄養学の基本から具体的な対応までわかりやすく解説しました。

私達の身体は、数多くの栄養素が働き合って円滑《えんかつ》に動いていて、必要量が微量であっても欠損すると代謝《たいしゃ》が低下し、食べているつもりでも栄養不良に陥《おち》いります。化学物質過敏症患者に対するアメリカの調査では、人間にとって有害物質を体外へ排出する際に必要となるビタミンやミネラルが不足しているという報告があります（文献1）。そのため、診察においては、食事アセスメントも行っています。

身近にある活性酸素《かっせいさんそ》

①紫外線

②水道水

水道水には塩素系以外に微量ながら多くの物質（ホルムアルデヒド、重金属イオンなど）が溶け込んでおり、これらの物質が活性酸素を発生される元となります）。

③農薬（除草剤、防腐剤など）

④食品添加物

⑤喫煙

⑥アルコール

⑦大気汚染（体内で大量の窒素酸化物〔NO_x〕を発生させる）

⑧精神的・肉体的ストレス

⑨X線撮影、放射線治療

文献1

William J. Rea「CHEMICAL SENSITIVITY」Volume1 238-239

私達の生活において、様々な活性酸素を増やす要因となることが身近にあります。化学物質過敏症の概念を持ち込んでくれたのは、アメリカの生物学者パルです。

パルは、有機溶媒《ゆうきようばい》、薬剤、炎症、ストレスなどを受けると酸化窒素《さんかちっそ》を増加させ、さらに過酸化亜硝酸《かさんかあしょうさん》が増加し、さらに進むと、活性酸素が増加し、過敏反応が増していき、悪循環に陥ると述べています。

過酸化亜硝酸増加や活性酸素増加による体の負荷を軽減するには、体内で合成される酵素や栄養素が必要になってきます。活性酸素の体への負荷を軽減する主な酵素に、ＳＯＤ、カタラーゼ、グルタチオンペルオキシターゼがあります。体内で合成する酵素ですが、これらの酵素を増やしていくためには、毎日の食事に含まれる栄養素が必要になります。人間にとって負荷となる活性酸素や異物を体外に排出するために、栄養素のバランスが重要なポイントであることが想像できます。化学物質過敏症患者の症状緩和や予防のためには、具体的にどのような栄養素が必要であるのかを以下に記していきます。

ラジカル補足物質
酸化防止剤。悪玉の活性酸素を増やさないように働きかける物質。

ラジカル
不対電子を持つ原子や分子。通常、原子や分子は二つずつ対になっているが、熱や光などのエネルギーや化学結合の解裂などにより、不対電子（ラジカル）となる。

ビタミンC

○活性酸素を除去する抗酸化作用が強い。
○解毒に働くチトクロームP450の生成に働く。
○コラーゲン生成を助ける。

アメリカの報告では、化学物質過敏症患者の二八％に不足傾向があると確認されました。ヒトと霊長類《れいちょうるい》、モルモットにおいては、アスコルビン酸合成に必要な酵素がないため、グルコースからアスコルビン酸を合成することができません。つまり、食品から摂取する必要があり、化学物質過敏症患者の場合には、意識して積極的に摂取する必要があります。

ビタミンCは、還元型ビタミンCとも呼ばれ、水溶性のラジカル捕捉《ほそく》物質として作用します。ラジカル捕捉作用のみならず、脂質膜においてラジカルを捕捉した結果として生じるトコフェロールラジカルを還元再生することにより、脂溶性抗酸化物質《しようせいこうさんかぶっしつ》を保護する役割がありま

ビタミンCが豊富な食品

食品名	1食分	重量（g）	含有量（mg）
芽キャベツ	5個	60	96
菜の花	3.5茎	70	91
ブロッコリー	1／3株	70	84
パプリカ（赤）	1／4個	40	68
じゃがいも	中1個	120	34
温州みかん	1個	100	26
ピーマン	1個	30	23

日本食品標準成分表2015年版（七訂）より算出

ビタミンC　食事摂取基準　2020年版

年齢（歳）	男性	女性
	推奨量（mg／日）	推奨量（mg／日）
18～29	100	100
30～49	100	100
50～64	100	100
65～74	100	100
75歳以上	100	100

す。その他にも様々な酸化還元反応に作用しています。また、ストレスでもビタミンCは消費されますが、アドレナリンを合成する働きももちます。患者さんは種々のストレスを抱えているケースが多く、ストレス対策においてもビタミンCが重要な栄養素の一つといえます。

日本人の成人はビタミンCを一日一〇〇mgを目安に摂取するように基準を設けられていますが、化学物質過敏症患者さんにとっては十分ではないケースが多く、個人差も大きいですが一日二~三gを食後に分けて摂取するように指導をしています。一日五〇〇mg~一gでも十分なケースもあります。患者さんの体質をみながら、調整して下さい。

小動物ですが、ラットなどはビタミンCを毎日体重一kg当たり二〇〇mg前後を合成し続けています。ヒトは一日に五グラム以上は吸収できないと言われていますので、これ以上の摂取は点滴となってしまいます。シナールや市販のサプリメントの摂取が難しいケースもあり、その場合には、

ビタミンB_6が豊富な食品

食品名	1食分	重量（g）	含有量（mg）
みなみまぐろ　生	刺身5～6切れ	100	1.08
かつお　生		100	0.76
しろさけ		100	0.64
牛肉レバー		60	0.53
鶏ひき肉		100	0.52
豚肉　ヒレ		100	0.48

日本食品標準成分表2015年版（七訂）より算出

ビタミンB_6　食事摂取基準　2020年版

年齢（歳）	男性	女性
	推奨量（mg／日）	推奨量（mg／日）
18～29	1.4	1.1
30～49	1.4	1.1
50～64	1.4	1.1
65～74	1.4	1.1
75歳以上	1.4	1.1

ビタミンCの多い食品を積極的に摂取するように指導を行っています。

また、ビタミンCは水溶性ビタミンで加熱による損失が大きいビタミンの一つであり、加熱方法によってもビタミンC残存率《ざんぞんりつ》が異なります。「蒸す」「炒める」「スープやシチューなどの煮込み料理」「生」などの様々な調理方法を組み合わせながら摂取することが望ましいです。

ビタミンB_6

○タンパク質を分解・再合成。

アメリカの報告では、化学物質過敏症患者さんの六四%に不足傾向があると確認されました。たんぱく質を分解し、エネルギーに変え、分解したアミノ酸で筋肉、血液、ホルモン、抗体などをつくります。不足するアミノ酸を合成する働きがあります。他のビタミンB群と比較すると、機能する酵素反応は一〇〇種類を優に超えます（ヘモグロビン合

ビタミンB_2が豊富な食品

食品名	1食分	重量（g）	含有量（mg）
鶏肉　レバー（肝臓）		60	1.08
うなぎ　かば焼き	1串	100	0.74
カレイ（生）	1尾	150	0.52
ぶり（生）	1切れ	100	0.36
納豆	1パック	50	0.28
まいたけ	約1／5	20	0.04

日本食品標準成分表2015年版（七訂）より算出

ビタミンB_2　食事摂取基準　2020年版

年齢（歳）	男性	女性
	推奨量（mg／日）	推奨量（mg／日）
18 ～ 29	1.6	1.2
30 ～ 49	1.6	1.2
50 ～ 64	1.5	1.2
65 ～ 74	1.5	1.2
75歳以上	1.3	1.0

成、神経伝達物質のγ-アミノ酪酸の生成促進など)。
○脳を正常に保つ作用に働きかける。
神経伝達物質(脳内の神経細胞の間で情報の橋渡しをする)の合成を助け、脳を正常に保つ。GABA(γ-アミノ酪酸:神経伝達物質)もその一つであり、リラックス効果などが期待されます。
○ビタミンB_2によって活性されます。

ビタミンB_2(リボフラビン)

アメリカの報告では、化学物質過敏症患者さんの三〇%に不足傾向が確認されました。
○グルタチオンを再活性化する働きがある(文献2)。
○クエン酸回路、電子伝達系でエネルギー産生に関与する。
○神経系の働きを助け、薬物や毒物の解毒に関与する。

ビタミンB_{12}(コバラミン)

○活性酸素によってつくられる有害な過酸化窒素を除去する働きがある。

文献2

M.Ashoori, A.Saedisomeolia, Br.J.Nutr.,111, 1985 (2014)

コリン

全身の細胞にコレステロール、トリアシルグリセロール、リン脂質を運ぶタンパク質や母乳脂肪球の構築物質。細胞膜や神経の構築に重要な栄養素の一つ。

○葉酸《ようさん》と共にたんぱく質やアミノ酸の補酵素として働く。
○鉄やビタミンB_5の働きを助け、葉酸の再利用やコリン生成を助ける。
○βカロテンの吸収とビタミンAへの転換、ビタミンAへの配置を助ける。

葉酸

アメリカの調査では、化学物質過敏症患者さんの三五%に葉酸が少ない傾向があるという報告があります。
○赤血球の合成を助ける。
○代謝において、亜鉛、ビタミンC、ビタミンB_6、ビタミンB_2、ビタミンB_{12}の五つの栄養素と深く関わっており、核酸やたんぱく質の生合成、細胞の生産や再合成を助ける。
　LDL（低比重リポたんぱく質）の酸化作用をもつホモシステインの血中濃度を低下させることで抗酸化作用を発揮する。

また、ビタミンB_6やビタミンB_{12}、ω-3系脂肪酸との共投

ビタミンB_{12}が豊富な食品

食品名	1食分	重量（g）	含有量（μg）
牛　レバー		60	31.7
あさり	1/2カップ	40	2.1
さんま　生	1尾	100	16.2
まいわし　生	1尾	100	15.7
ほたて	約4個～6個	120	13.7

日本食品標準成分表2015年版（七訂）より算出

ビタミンB_{12}　食事摂取基準　2020年版

年齢（歳）	男性	女性
	推奨量（μg/日）	推奨量（μg/日）
18～29	2.4	2.4
30～49	2.4	2.4
50～64	2.4	2.4
65～74	2.4	2.4
75歳以上	2.4	2.4

葉酸が豊富な食品

食品名	1食分	重量	含有量（μg）
鶏　肝臓（レバー）		60 g	780
ブロッコリー　生	約1／3株	70 g	150
アスパラガス	約3本	50 g	95
ほうれん草（生）		80 g	80
糸引き納豆	1パック	50 g	60
うなぎ　かば焼き		100 g	13

日本食品標準成分表2015年版（七訂）より算出

葉酸　食事摂取基準　2020年版

年齢（歳）	男性	女性
	推奨量（μg／日）	推奨量（μg／日）
18 ～ 29	240	240
30 ～ 49	240	240
50 ～ 64	240	240
65 ～ 74	240	240
75歳以上	240	240

ビタミンAが豊富な食品

食品名	1食分	重量（g）	含有量（μg）
ぎんだら　生	1切れ	100	1500
にんじん	中約1/4本	70	280
かぼちゃ		80	260
ほうれん草	約3株	70	250
きんめだい	1切れ	100	63

日本食品標準成分表2015年版（七訂）より算出

ビタミンA食事摂取基準　2020年版

年齢（歳）	男性	女性
	推奨量（μg RAE/日）	推奨量（μg RAE/日）
18 ～ 29	850	650
30 ～ 49	900	700
50 ～ 64	900	700
65 ～ 74	850	700
75歳以上	800	650

与は酸化ストレスを減弱させるという報告があります。

ビタミンA

○活性酸素を除去する作用がある。
○皮膚や粘膜の健康を保つ。

粘膜を正常に保つことで、病原菌が侵入することを防ぎ、免疫力を高めます。ビタミンA前駆体のβカロテンは高い抗酸化作用をもっています。また、一重項酵素《いちじゅうこうさんそ》も消去します（文献3）。

ビタミンAは脂溶性ビタミンであり、熱にやや不安定な性質をもちます。抗酸化作用の強いβカロテンは一二分の一しかビタミンAとしての効力がなく、油脂と一緒にとることで吸収率が高まるため、βカロテンの多い野菜は炒め物として摂取することをお勧めします。

ビタミンAは脂溶性ビタミンで肝臓《かんぞう》に貯蔵されるため、過剰症にならないように注意が必要です。

ビタミンD

文献3
寺尾純二訳『ビタミン』九〇、五二五、二〇一六年。

○カルシウムの吸収を促進し、骨形成や神経伝達を助ける。
○免疫を高め、免疫調整作用を担う。

アメリカの報告では、化学物質過敏症患者さんの二四%に不足傾向が確認されました。

ビタミンDは、魚肉や魚類肝臓に含まれるビタミンD_3（コレカルシフェロール）ときのこ類に含まれるビタミンD_2（エルゴカルシフェロール）があります。

食品以外では、皮膚でのビタミンD_3生合成も挙げられます。哺乳類の皮膚にはプロビタミンD_3の7‐デヒドロコレステロールが存在し、紫外線が照射されることでビタミンD_3が生成され、経口摂取《けいこうせっしゅ》されたものと同様に血中を循環し、作用を発揮します。しかし、近年では日焼け止めなど紫外線照射を控えた生活をする女性が増えたこともあり、女性においてビタミンDの血中濃度は下がっています。

近年ではビタミンD欠乏やくる病の判定のために、血中二五（OH）D濃度の測定が保険適用となりました。また、ビタミ

ビタミンDが豊富な食品

食品名	1食分	重量（g）	含有量（μg）
あんこう・きも	1切れ	50	55
べにざけ	1切れ	100	33
まいわし（丸干し）	中2尾	60	19.2
さんま	1尾	100	15.7
しらす（半乾燥）	大匙1	5	3.1
しいたけ（乾燥）	2個	10	1.3

日本食品標準成分表2015年版（七訂）より算出

ビタミンD　食事摂取基準　2020年版

年齢（歳）	男性	女性
	推奨量（μg/日）	推奨量（μg/日）
18～29	8.5	8.5
30～49	8.5	8.5
50～64	8.5	8.5
65～74	8.5	8.5
75歳以上	8.5	8.5

ンD欠乏・不足の判定基準が設けられ、血中二五（OH）D濃度二〇ng／mℓ～～三〇ng／mℓ未満がビタミンD不足、二〇ng／mℓ未満がビタミンD欠乏と判定されます。血中二五（OH）D濃度と骨折・骨密度の研究報告は多数ありますが、ビタミンDを七〇〇～八〇〇IU摂取することで、大腿骨骨折のリスクが低減する報告があることからも、化学物質過敏症対策だけでなく骨密度低下予防としても様々な面から重要な栄養素の一つです。

しかし、西ヨーロッパやアメリカの高齢者の約半数、アメリカの成人人口の約四〇％が十分なビタミンDを摂取できていないという報告があり、大きな問題となっています（文献4、5）。日本でも、ビタミンD摂取不足傾向ではないかと問題視されており、摂取量の日間変動が激しく、総摂取量の八割以上が魚介類になることも踏まえ、食事摂取基準二〇二〇年版より目安量を引き上げています。

※日照により皮膚で産生されるため、適度な日光浴を心がけるように指導すると共に、診察時期の日照時間も考慮に入れて、ビタミンD摂取量を検討することも重要です。

文献4
翻訳監修：木村修一・吉野純典『最新栄養学〔第10版〕』建帛社、二〇一四年。

文献5
K. Forrest, W. Stuhldreher.: Prevalence and correlates of Vitamin D deficiency in US adults: Nutrition research, 31（1）48-54（2001）

ビタミンE

天然には八種類が存在します。体内には、ビタミンEの中においてαトコフェロールが多く、抗酸化作用が極めて強いです。トコトリエノールは、脳を守る血液脳関門《けつえきのうかんもん》を通ることができるため、脳を直接守る作用があります。血液脳関門は、毒物などから脳を守る関所のような位置づけではあるものの、全ての栄養成分が通過できる訳ではありません。トコトリエノールは生体内への取り込みは少ないものの、トコフェロールよりも強いラジカル捕捉活性を有しています。細胞膜も脂質で構成されていることから、ビタミンEの摂取が足りているかどうか確認することも重要であると考えられます。

マグネシウム

○脳、心臓、筋肉において、エネルギー代謝やタンパク質合成など六〇〇を超える酵素反応に関与する。

ビタミンEが豊富な食品

食品名	1食分	重量（g）	含有量（mg）
アーモンド	小1皿	30	8.8
西洋かぼちゃ	小鉢1杯	100	4.9
豆乳		210	4.6
モロヘイヤ	小鉢1杯	60	3.9
うなぎかば焼き	1/2尾	80	3.9

日本食品標準成分表2015年版（七訂）より算出

ビタミンE　食事摂取基準　2020年版

年齢（歳）	男性	女性
	推奨量（mg／日）	推奨量（μg／日）
18～29	6.0	5.0
30～49	6.0	5.5
50～64	7.0	6.0
65～74	7.0	6.5
75歳以上	6.5	6.5

○神経筋の伝達と活性に関わる働きをもつ。
○ビタミンB群、E、Cの利用を助け、Ca、K（カリウム）、P（リン）、Naの吸収と代謝を助ける。
○マグネシウムの欠乏はカルシウム欠乏を誘発する。
アメリカの報告において、化学物質過敏症患者の四〇%に不足傾向が確認されました。

亜鉛

○細胞内に存在し、三〇〇を超える酵素と結合して機能している。
○活性酸素を消去する際に重要なSODの補酵素や非酵素であるメタロチオネイン（99頁下欄参照）を構成し、抗酸化作用に働く。
○脂質の酸化を防ぎ、ビタミンAの代謝を促す作用がある。
○ビタミンCと一緒に摂取することで吸収を高め、ビタミンCと共にコラーゲン合成に必要である。

マグネシウムが豊富な食品

食品名	1食分	重量（g）	含有量（mg）
絹ごし豆腐	半丁	150	75
とうもろこし	1/3本	80	60
納豆	1パック	50	50
きなこ	大匙2　1/2	15	39
油揚げ	大1枚	25	38
ココア	大匙1	5	22

日本食品標準成分表2015年版（七訂）より算出

マグネシウム　食事摂取基準　2020年版

年齢（歳）	男性	女性
	推奨量（mg/日）	推奨量（mg/日）
18～29	340	270
30～49	370	290
50～64	370	290
65～74	350	280
75歳以上	320	260

アメリカの報告では、化学物質過敏症患者さんの八％に不足傾向があると確認されました。

カルシウム

○骨と歯の形成と維持以外にも、神経伝達と心筋機能調節に必要である。

○刺激に対する神経系の過剰な反応を抑え、正常な状態を維持するために関与する。

○カルシウムは骨粗鬆症予防の観点からも意識して積極的に摂取する必要がある栄養素ではあるものの、国民健康・栄養調査（平成三〇年）の報告では、男女共に三〇代から六〇代の摂取量は、約四四〇mg～五五〇mgであり、推奨量の六五〇mg～七〇〇mgから全年齢で大きく下回っている。カルシウムが多く含まれる食品をどの程度、どのくらいの頻度で摂取しているか詳しく確認する必要があると考える。

亜鉛が豊富な食品

食品名	1食分	重量（g）	含有量（mg）
和牛肩　赤身	1切れ	70	4.6
たらばがに　足（茹で）	1本	80	2.6
豚肉　肩ロース		80	3.0
鶏もも肉（皮つき）		80	1.3
高野豆腐（乾燥）	1個	20	1.0
ひよこ豆　ゆで		25	0.5

日本食品標準成分表2015年版（七訂）より算出

亜鉛　食事摂取基準　2020年版

年齢（歳）	男性	女性
	推奨量（mg／日）	推奨量（mg／日）
18 ～ 29	11.0	8.0
30 ～ 49	11.0	8.0
50 ～ 64	11.0	8.0
65 ～ 74	11.0	8.0
75歳以上	10.0	8.0

グルタチオン

○抗酸化作用の成分。

○解毒代謝に関与し、有害物質をグルタチオン抱合し、体外へ排出される。

グルタミン酸、システイン、グリシンの三つのアミノ酸からなるトリペプチドです。細胞内に多く存在し、様々な毒物や化学物質、重金属などとグルタチオン抱合という形で結合し、細胞外に出て、血液中を流れ、腎臓《じんぞう》を経由して尿として排出されます。グルタチオン抱合された薬物は水溶性になるため、体外への排出が容易になることからも化学物質過敏症患者さんには、意識して摂取

カルシウムが豊富な食品

食品名	1食分	重量（g）	含有量（mg）
干しえび	大匙2	10	710
牛乳	牛乳瓶1本	200	220
水菜	1／3束	70	150
木綿豆腐	半丁	150	140
小松菜	1／3束	70	120
ひじき（乾）	大匙2	10	100
いわし	2尾	50	37

日本食品標準成分表2015年版（七訂）より算出

カルシウム　食事摂取基準　2020年版

年齢（歳）	男性	女性
	推奨量（mg／日）	推奨量（mg／日）
18～29	800	650
30～49	750	650
50～64	750	650
65～74	750	650
75歳以上	700	650

メタロチオネイン

低分子量の金属結合タンパク質。ほとんどの臓器にあり、重金属毒性の解毒作用や抗酸化作用等がある。

グルタチオンが豊富な食品

食品名	100gあたりの含有量（mg）
トマト	28.7
ほうれん草	15.5
きゅうり	15.4
えのきだけ	13.3
かぼちゃ	12.4
キャベツ	11.2
なす	8.3

『食品衛生学雑誌』「植物性食品のグルタチオン」中村一夫他、1986年

してもらいたい栄養素の一つです。グルタチオン濃度は、炎症性刺激により低下しますが、食事由来のシステイン摂取により、一部の組織において防ぐことができます。種々の酵素の基質又は補酵素としても働いています。

グルタチオンS‐トランスフェラーゼは、一群の分子種（アイソザイム）からなる多機能酵素であり、動物、植物、大腸菌など広く分布し、種々の薬剤に対するグルタチオン抱合活性、脂質や核酸の過酸化物に対するイソメラーゼ活性の三種類の酵素活性を示します。

抗酸化作用に関しては、還元型で体内に存在し、活性酸素を直接消去し、過酸化脂質はグルタチオンペルオキシターゼという酵素を触媒にして還元した後は、酸化型になるものの、細胞の中にある酵素の働きですぐに還元型に戻り、常に抗酸化のために活躍しています。

グルタチオン還元酵素の活性中心はN末端にあるFADドメインに存在し、最終的にGSSGを還元します。FADはビタミンB_2の補酵素型の一つで電子伝達を司っています。つまり、ビタミンB_2が不足することでグルタチオン還元酵素の活性も低下することが考えられます（文献6）。このメカニズムからも、一部の食品に偏りすぎることがないよう、様々な食

文献6
鈴木敬一郎著『活性酸素の本当の姿』有限会社ナップ。

文献7
Peterson,J.D.,Herzenberg, et al.(1998)Glutathion levels in antigen-presenting calls modulate Th1 versus Th2 response patterns. Proc Natl Acad Sci USA 95, 3071-3076

文献8
小城勝相・一色賢司著『食安全性学』放送大学教育振興。

品を摂取することが解毒機能の底上げを図ることに繋がることが考えられます。

また、グルタチオンの減少は、リンパ球の増殖や細胞傷害性T細胞の生成を低下させるという報告もあり、解毒機能向上だけでなく、免疫機能の低下抑制にも働きかける作用もあり、化学物質過敏症さんの症状が落ち着いても、引き続き意識して摂取して頂きたいです（文献7）。

セレン

○過酸化物質を消去する。

○水銀、カドミウム、砒素《ひそ》の毒性軽減。

○生体内では、含流アミノ酸のシステインやメチオニンの硫黄元素がセレンに置き換わったセレノシステインやセレノメチオニンとしてタンパク質の中に存在している。腸管からの吸収率は八〇％以上ある（文献8）。

アメリカの報告において、一二％の患者に不足傾向が確認さ

セレンが豊富な食品

食品名	1食分	重量（g）	含有量（mg）
あさり水煮缶詰		50	190
きんめだい	1切れ	100	160
さわら	1切れ	100	110
豚もも肉		100	40
鶏ささ身	2本	80	37
さつまいも	約1/2本	100	4
小松菜	約1/3束	70	120

「食品の微量元素含有表」鈴木泰保編、第一出版社より

食事摂取基準　2020年版

年齢（歳）	男性	女性
	推奨量（μg/日）	推奨量（μg/日）
18～29	30	25
30～49	30	25
50～64	30	25
65～74	30	25
75歳以上	30	25

れました。

抗酸化作用のグルタチオンペルオキシターゼの構成成分であり、グルタチオンペルオキシターゼの維持に不可欠な量は、一日約四〇㎍と考えられています。

食品中では、たんぱく質に結合しており、肉類、魚類、卵などに豊富に含まれています。上記食材にアレルギーがなく、普段から摂取できている場合には心配する必要性はありません。ただし、過剰摂取においては、中毒症状の出現、爪の変形などのケースが報告されています。

グルタミン／グルタミン酸

○グルタミンは血中に最も多く含まれている遊離アミノ酸。グルタミンは、アンモニアとグルタミン酸から生合成される。
○グルタミンは、免疫及び腸管粘膜細胞の重要なエネルギー源であり、細胞を保護する役目がある腸壁を再建する作用がある。腸壁が弱かったり、穴があいていると有害物質が体内に入りやすくなるため、腸壁を強靱なものにし、バリア機能を高めておく必要がある。

○グルタミン酸は、αケトグルタル酸とアンモニアから生合成される。
○グルタミン酸は、グルタミン酸を投与することで肝臓内のグルタチオン濃度を上昇させることがわかっており、グルタチオンの前駆物質として重要な物質である。

また、小腸における食物消化に必要なエネルギー消費量の二分の一がグルタミン酸に由来しており（文献9）、食事由来の遊離グルタミン酸は、胃の迷走神経を刺激し、胃液分泌や胃の運動性を活性化させることから（文献10）、解毒機能の向上のみならず、望ましい消化活動に必要不可欠です。

グルタミンの欠乏により、グルタチオン代謝の低下だけではなく、心不全や呼吸不全などの疾患にも関連があると考えられ（文献11）、グルタミン、つまりたんぱく質の摂取不足にならないようアセスメントすることが重要であることがわかります。

グルタミン酸は、昆布、海苔、たらこ、はまぐり、菜の花、そら豆、高野豆腐、糸引き納豆、きな粉、緑茶（特に玉露）、トマト、チーズ（熟成期間の長い食品が望ましい）などに多く含まれている（文献12、13）。

より美味しい調理のポイントは、効率よくグルタミン酸を利用して、う

文献9
栗原堅三・小野武年など著『グルタミン酸の科学』講談社サイエンティフィック。

文献10
的場輝佳・外内尚人著『だしの科学』朝倉書店。

文献11
Eric Roth, Rudolf Oehler, et al: Regulative potential of glutamine - relation glutathione metabolism: Nutrition, vol.18, 217-221 (2002)

文献12
日本栄養・食糧学会、食品の遊離アミノ酸含量表データーベース

文献13
日本食品標準成分表二〇一五年版（七訂）から引用

まみの相乗効果作用を活かして調理することです。グルタミン酸は、肉や海産物に多いイノシン酸が含まれる食品を併せて調理することで、旨味の相乗効果作用が働き、より美味しい料理を頂けることと思います。いつも同じような味付けで飽きてしまった時など、食材を選ばれる際に参考にしてみて下さい。

ここまで、抗酸化作用を高めるためには、野菜や果実を十分に摂取することが必要で、その中に含まれている栄養素によって抗酸化作用を助長させると述べてきました。しかし、食品成分表には表示されていない野菜や果実に含まれる、重要な栄養素があります。それは、野菜や果実、海藻類などに含まれるフィトケミカルです。

フィトケミカル（phytochemicals）

最近の研究において、野菜や果実の色・苦味・香りには、素晴らしいパワーがあり、第七の栄養素として注目されています。植物のための自己防衛物質作用がある抗酸化物質をヒトが摂取しても、生活習慣病などの疾病

グルタミン酸が豊富な食品

100gあたり

食品名	含有量（mg）
高野豆腐（乾燥）	11,000
チェダーチーズ	5,400
真昆布（乾燥）	4,100
糸引き納豆	3,200
そらまめ	1,700
えのきだけ	382
トマト	240

日本食品標準成分表2015年版（七訂）
日本栄養・食糧学会　食品の遊離アミノ酸含量表データベースより

を予防するともいわれています（文献14、15）。

活性酸素を除去するだけでなく、白血球の働きを高めるなどの作用もあり、毎日の食事の中で、化学物質過敏症患者さんには特に彩り豊かな食卓となるように指導をしています。

・赤色：リコピン（例　トマト、すいか等）、カプサイシン（例　とうがらし、パプリカ等）
・黄色：ルテイン（例　とうもろこし、キウイ等）、フラボノイド（例　レモン、玉葱）
・オレンジ：プロビタミンA［カロテン、クリプトキサンチン（かぼちゃ、人参、みかん等）、ゼアキサンチン（パパイヤ、マンゴー）］
・緑色：クロロフィル（ブロッコリー、オクラ、モロヘイヤ等）
・紫色：アントシアニン（なす、黒豆、赤しそ、ベリー等）
・黒色：クロロゲン酸（ごぼう、りんご、バナナ等）
・白色：イソチオシアネート（大根、キャベツ、スプラウト、わさび等）、硫化《りゅうか》アリル（ねぎ、玉葱、にんにく等）

文献14
大澤俊彦「抗酸化バイオファクターと健康長寿（ビタミン、バイオファクターの魅力ある機能と、健康へのその活用　平成24年度日本ビタミン学会市民公開講座）」『ビタミン』vol. 87、二〇一三年（2）。

文献15
渡辺昌「ファンクショナル・フード・ファクターデータベースと食品の安全性」『日本補完代替医療学会誌』vol. 12、一〇〇～一一一、二〇〇五年。

抗酸化機能向上には、特に野菜や果実の摂取が欠かせませんが、わが国の近年の野菜平均摂取量はほぼ横ばいであり、一日摂取目標量の三五〇gには届いていません。さらに、緑黄色野菜の摂取目標量一二〇gにも届いていません。国民健康・栄養調査の結果（平成三〇年）は、以下の通りです。

適切な食事バランスとは～食事バランスガイドの活用～

これまで、化学物質過敏症患者さんに対し代謝を上げ、解毒機能を向上させるために、どのような栄養素を摂取することが望ましいか述べてきましたが、一方で各々の生活環境が異なる中で一日の必要な食事量がイメージしにくい患者さんも少なくありません。他の疾患による食事制限がない患者さんには、食事バランスガイドを用いて一日の食事バランスを説明するとわかりやすいです。食事バランスガイドは、厚生労働省、農林水産省、文部科学省が共同で作成した指針です。一日に、どのような食材をどれだけ食べたら良いか、コマのイラストと料理の絵で表現した指針です。性別・年齢・身体活動量により、一日の食事バランスについて検討すること

図1　野菜摂取量の推移

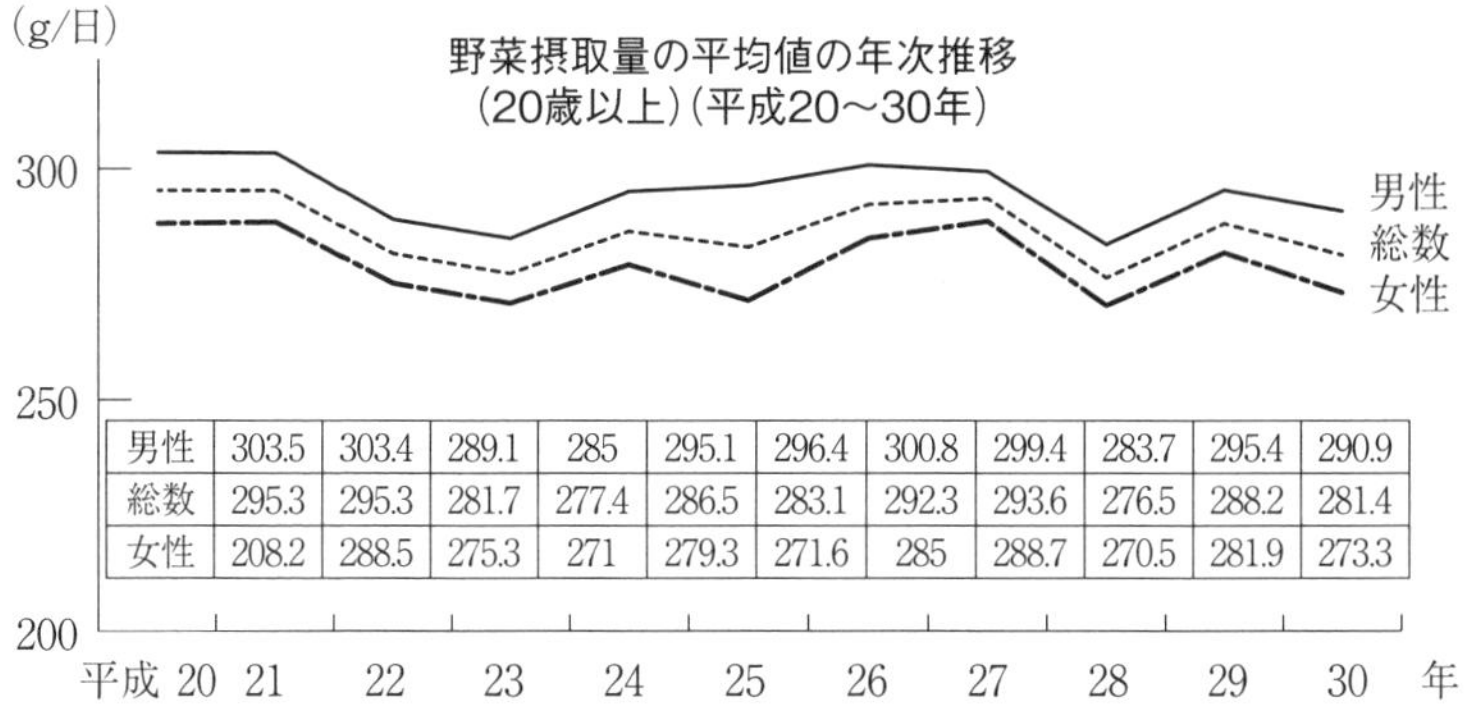

	20	21	22	23	24	25	26	27	28	29	30
男性	303.5	303.4	289.1	285	295.1	296.4	300.8	299.4	283.7	295.4	290.9
総数	295.3	295.3	281.7	277.4	286.5	283.1	292.3	293.6	276.5	288.2	281.4
女性	208.2	288.5	275.3	271	279.3	271.6	285	288.7	270.5	281.9	273.3

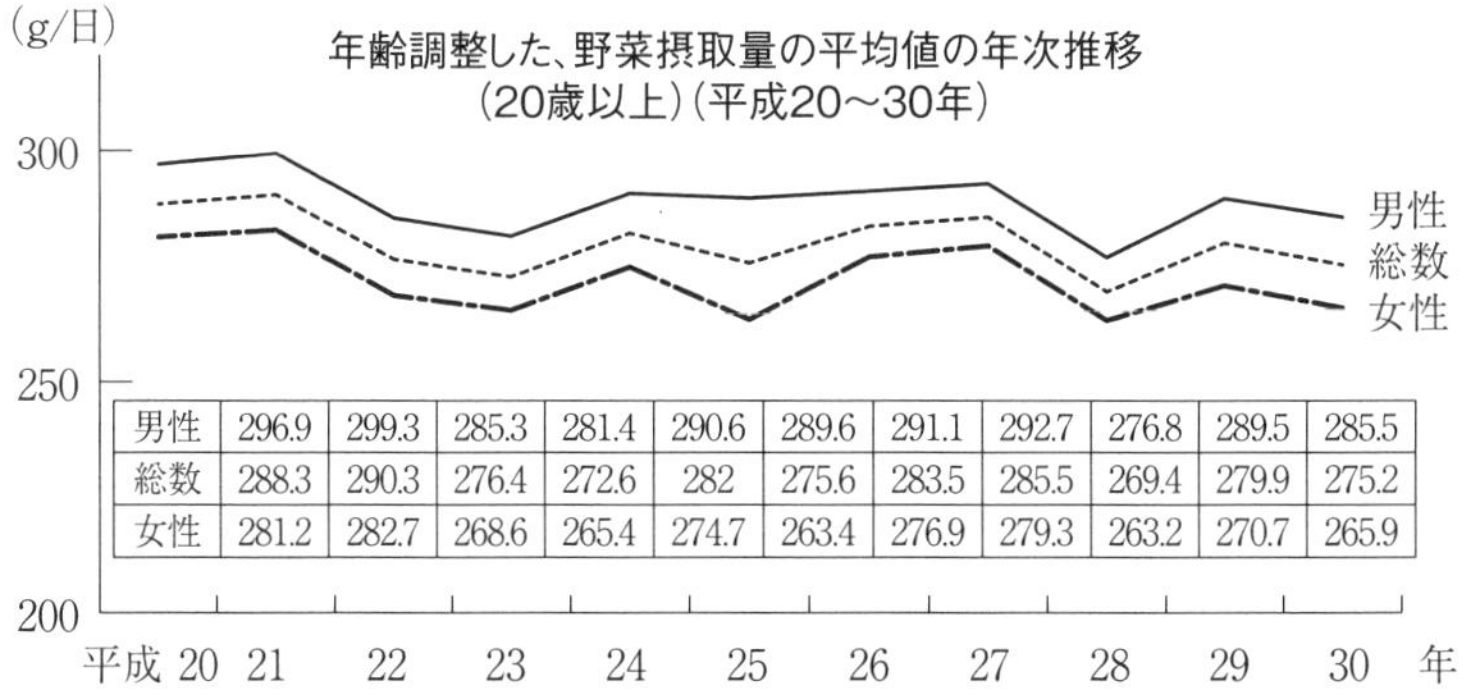

	20	21	22	23	24	25	26	27	28	29	30
男性	296.9	299.3	285.3	281.4	290.6	289.6	291.1	292.7	276.8	289.5	285.5
総数	288.3	290.3	276.4	272.6	282	275.6	283.5	285.5	269.4	279.9	275.2
女性	281.2	282.7	268.6	265.4	274.7	263.4	276.9	279.3	263.2	270.7	265.9

図2　野菜摂取量の平均値(20歳以上、性・年齢階級別)

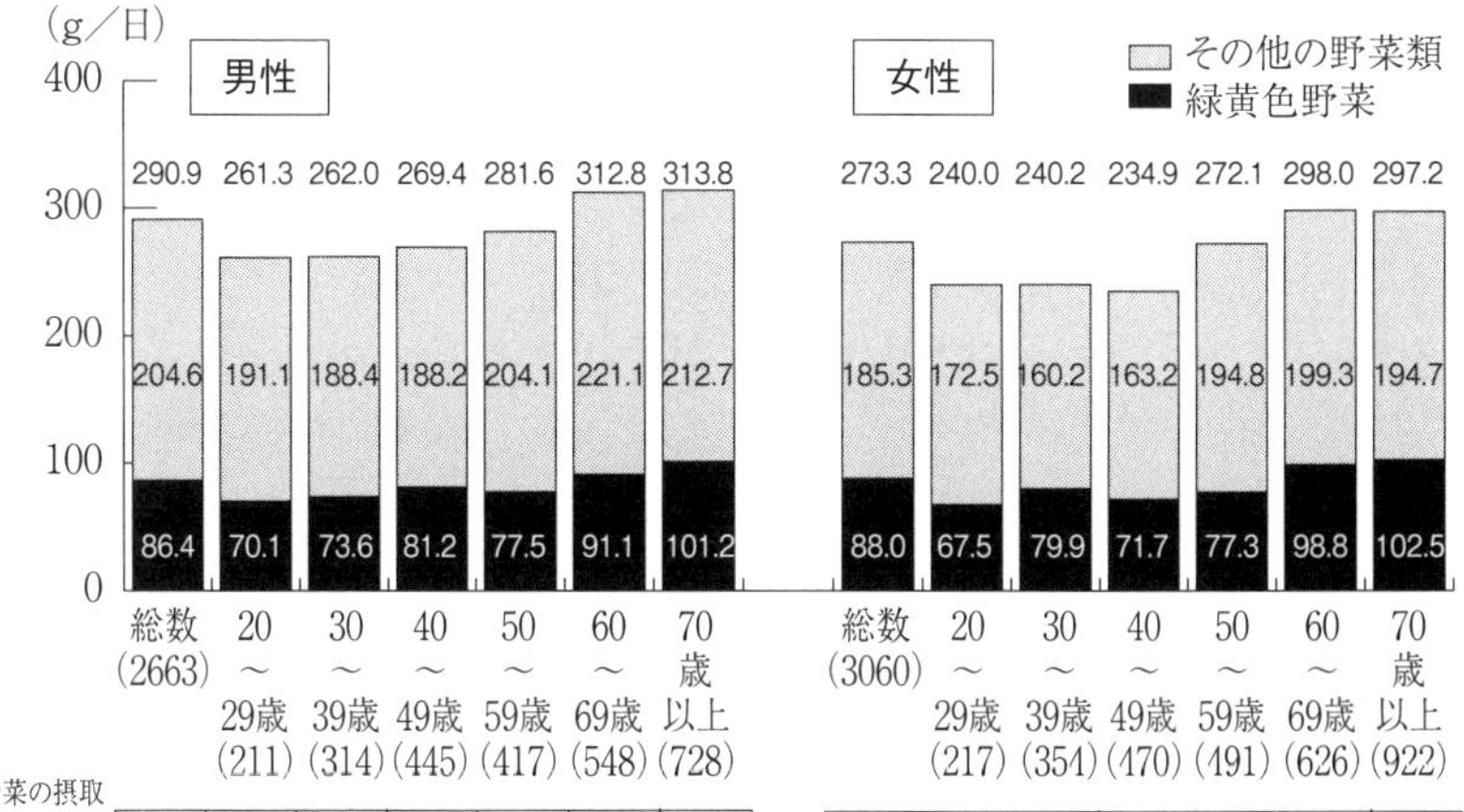

	男性 総数	20～29歳	30～39歳	40～49歳	50～59歳	60～69歳	70歳以上	女性 総数	20～29歳	30～39歳	40～49歳	50～59歳	60～69歳	70歳以上
野菜の摂取量が350g以上の者の割合(%)	30.7	24.6	25.8	24.9	27.3	35.9	36.0	27.0	20.7	21.2	19.4	27.1	31.2	31.8

「国民健康・栄養調査」平成30年より

ができる便利なツールです。農林水産省のサイトにおいても、詳しく紹介されています（農林水産省ホームページ：https://www.maff.go.jp/j/balance_guide/）。

一九九五年と一九九八年に実施した、循環器疾患《じゅんかんきしっかん》、がん、肝疾患のいずれにも罹っていない日本人約八万人を対象とした調査において、「食事バランスガイド」（図3）の遵守度が高い方ほど、循環器疾患、特に脳血管疾患の死亡リスクが低く、「食事バランスガイド」の副菜及び果実の遵守《じゅんしゅ》得点が高い者で顕著にリスク低下が認められました。これらの結果は、野菜や果実を十分に摂取することによる循環器疾患のリスク低下に繋がる国内外の研究結果と一致します（文献16）。

以上のことからも、適切な食事（栄養）摂取は、化学物質過敏症の予防、回復のみならず、健康長寿をもたらし、一石二鳥とも考えられます。

「食事はとれていますか?」「食欲はありますか?」という質問をし、「食欲もあり、三食食べています」と回答をしていても、こちらから詳しく食事内容を確認すると、夕食だけはしっかり食べており、朝食と昼食は軽く

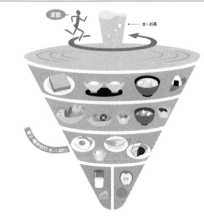

図3　食事バランスガイド
「コマ」をイメージして描き、食事のバランスが悪くなると倒れてしまうということ、運動することで初めて安定することを表しています。

すませて、タンパク質源の食品と野菜の摂取量が極めて少ないというケースをしばしば見受けます。患者さんに食事摂取状況を確認する場合には、食事バランスガイドなどの媒体を活用しながら、量や内容など詳しい食事内容を確認する必要があります。栄養指導は化学物質過敏症の治療のためだけではなく、末永い人生を健康でより快適に生活していく食生活を見直すきっかけと考えています。

また、食事バランスを見直すことは、感染症に対する抵抗力を上げることにもなります。実際に、中国では二〇二〇年一月に栄養と新型コロナウイルスに関するシステマティックレビューが発表されています（文献17）。未知のウイルスはこれからも出てくることと思います。感染症対策としても、今日からコツコツと食事内容を見直してみませんか。

文献16
Wang, X., Ouyang, Y., Liu, J., et al: Fruit and vegetable consumption and mortality from causes, cardiovascular disease, and cancer: systematic review and dose-response meta-analysis of prospective cohort studies. BMJ, 349, g4490, 2014

文献17
Lei Zhang,Yunhui Liu: Potential interventions for novel coronavirus in China: Asystematic review :Medical Virology 2020 https://onlinelibrary.wiley.com/doi/pdf/10.1002/jmv.25707

コラム①

スペインからの化学物質過敏症患者の研究報告
～栄養状態と身体の組成について

今回、化学物質過敏症患者の治療や予防について本書でも多角的に述べてきましたが、実際にスペインでは化学物質過敏症患者の栄養摂取状況、体の組成、生活の質などについて多角的に調査した研究報告があります。その一部を紹介します。

化学物質過敏症の診断を受けた五二名の患者（女性九三・二%）、平均年齢五〇・九歳の栄養状態や生活の質について記述してもらい、身体状況や遺伝子解析を行いました。

肥満度指数のBMIに基づいた上で、四八%が不適切な栄養状態であり、一七%が過体重、三一%が太り過ぎ又は肥満でありました。患者の八〇%は、年齢に対して筋肉量が少なく、患者の八四%が一〇パーセント以下の筋力に低下していました。また、生活の質については、評価された項目で他の病気よりも低いと評価されました。

この研究のまとめとして、今回調査をした患者の多くは栄養状態が悪く、筋力低下と筋肉量が減少していました。これらの要因が重なり、生活の質を悪化させることに繋がっているのではないかと分析をしています。

上記からも、栄養バランスの良い食事を取り、適度に運動することが化学物質過敏症患者さんや予防していこうと考えている皆さんにとって重要であることが理解できるかと思います。本書を有効活用して頂けると幸いです。

文献
Viviana Loria-Kohen, Helena Marcos-Pasero., et al :Multiple chemical sensitivity: Genotypic characterization, nutritional status and quality of life in 52 patients: Medicina Clínica, Volume 149,2017

（乳井美和子）

コラム②

野菜の栄養素の季節変動について

〜旬の食材を食べて栄養素を効率的に摂取しよう

今は、昔と大きく変化し、農業技術の進歩と共に一年中市場に出ている野菜や果実を数多く見かけるようになりました。しかし、元来の旬の時期に収穫することで、栄養価は一部の野菜で大きく異なると報告しています。実際に、どれだけの違いがあるのか一部の野菜をみて確認してみましょう。

次頁以下の図の通り、市場に出回る野菜の一部では、季節によって大きく栄養価が異なることがよくわかります。特に、トマトのビタミンC含量については、品種や栽培条件で大きく異なることが報告されています。また、他の野菜においても、収穫時期、収穫後の保管状況、輸送システムによっても栄養価の成分に影響を与えてしまいます。そのため、様々な要因が絡んで季節変動が起きるため、あくまでも一例としてお考え下さい。

一部の野菜においては旬が関係ないと言われていても、やはり旬に頂く野菜や果実は一番美味しく頂けて、栄養価が高いこともあり、心身のバランスを満たしてくれます。旬の野菜や果実をしっかり食べて、効率よく栄養素を満たしていけるように心がけましょう。

文献

1　山口智子、今井陽子他「市販野菜の抗酸化成分およびラジカル捕捉活性の季節変動と市場入荷量」『新潟大学教育学部研究紀要』第一一巻（1）二〇一八年。

2　丹羽真清著『おいしいものは体にいい』エフビー、二〇一三年。

（乳井美和子）

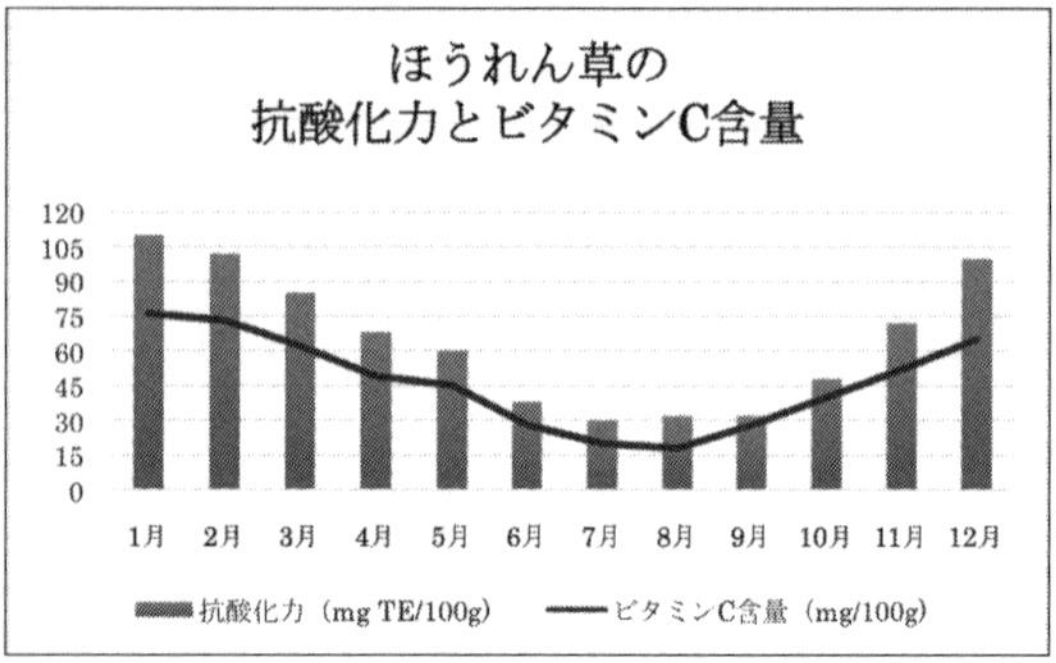
ほうれん草の
抗酸化力とビタミンC含量
120
105
90
75
60
45
30
15
0
1月 2月 3月 4月 5月 6月 7月 8月 9月 10月 11月 12月
抗酸化力（mg TE/100g）
ビタミンC含量（mg/100g）

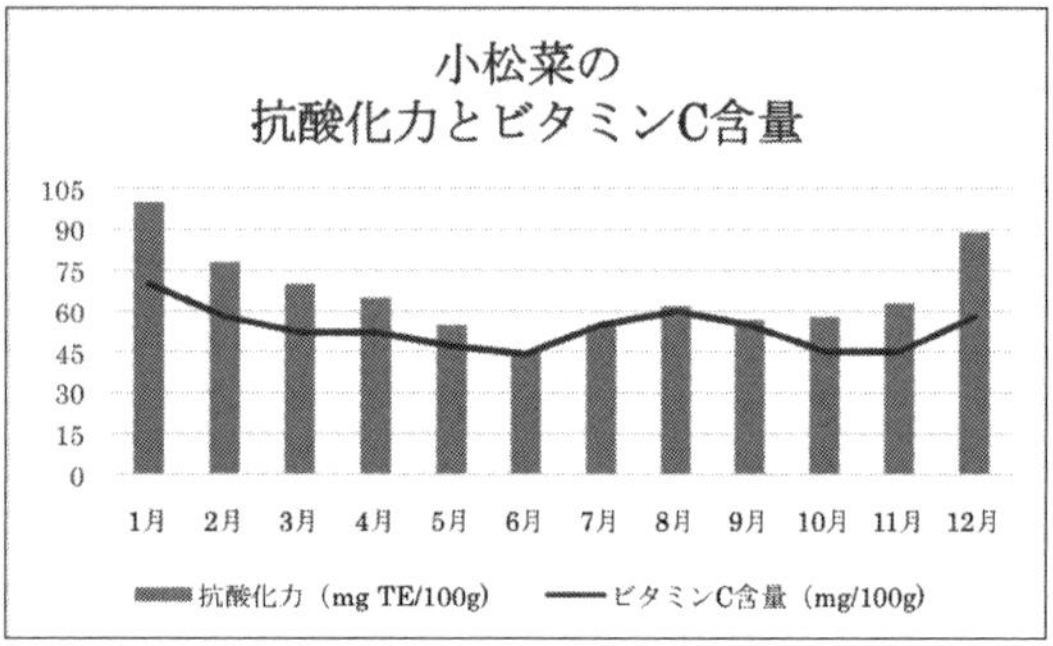
小松菜の
抗酸化力とビタミンC含量
105
90
75
60
45
30
15
0
1月 2月 3月 4月 5月 6月 7月 8月 9月 10月 11月 12月
抗酸化力（mg TE/100g）
ビタミンC含量（mg/100g）

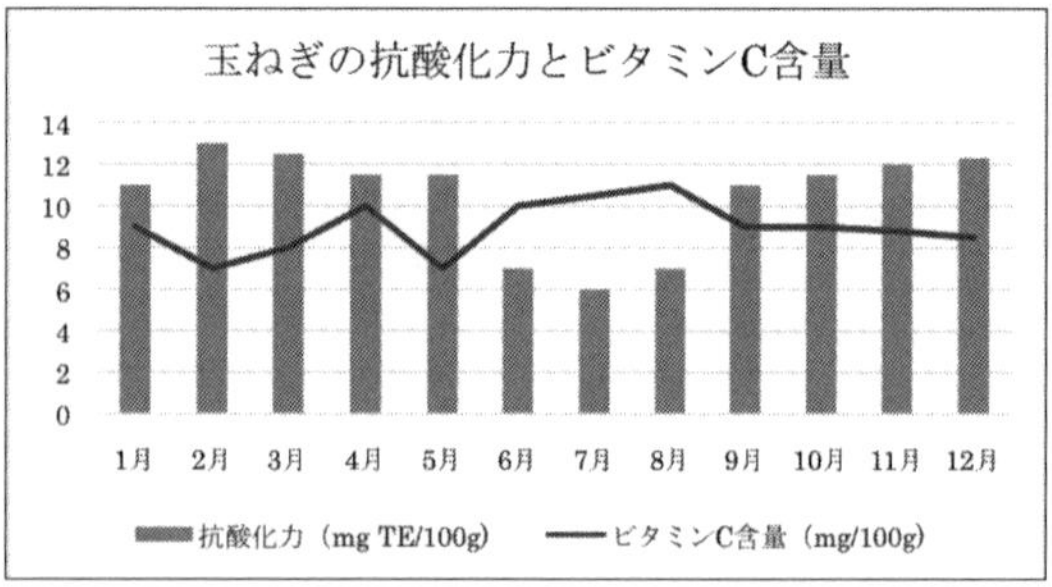
玉ねぎの抗酸化力とビタミンC含量
14
12
10
8
6
4
2
0
1月 2月 3月 4月 5月 6月 7月 8月 9月 10月 11月 12月
抗酸化力（mg TE/100g）
ビタミンC含量（mg/100g）

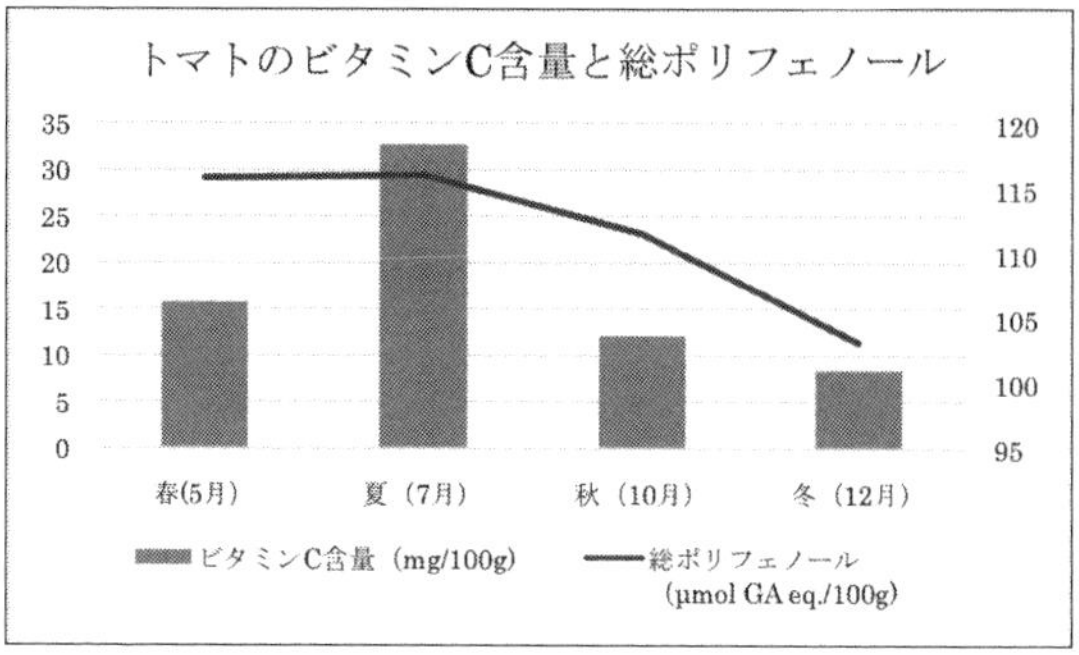
トマトのビタミンC含量と総ポリフェノール
35
30
25
20
15
10
5
0
120
115
110
105
100
95
春(5月)
夏（7月）
秋（10月）
冬（12月）
ビタミンC含量（mg/100g）
総ポリフェノール
(μmol GA eq./100g)

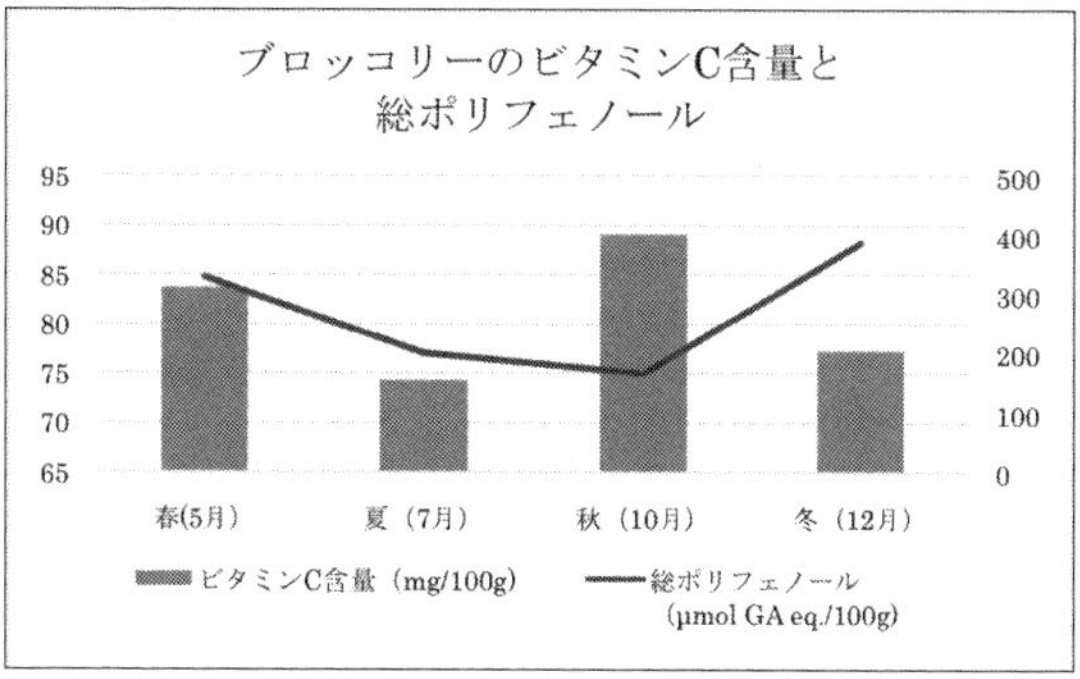
ブロッコリーのビタミンC含量と
総ポリフェノール
95
90
85
80
75
70
65
500
400
300
200
100
0
春(5月)
夏（7月）
秋（10月）
冬（12月）
ビタミンC含量（mg/100g）
総ポリフェノール
(μmol GA eq./100g)

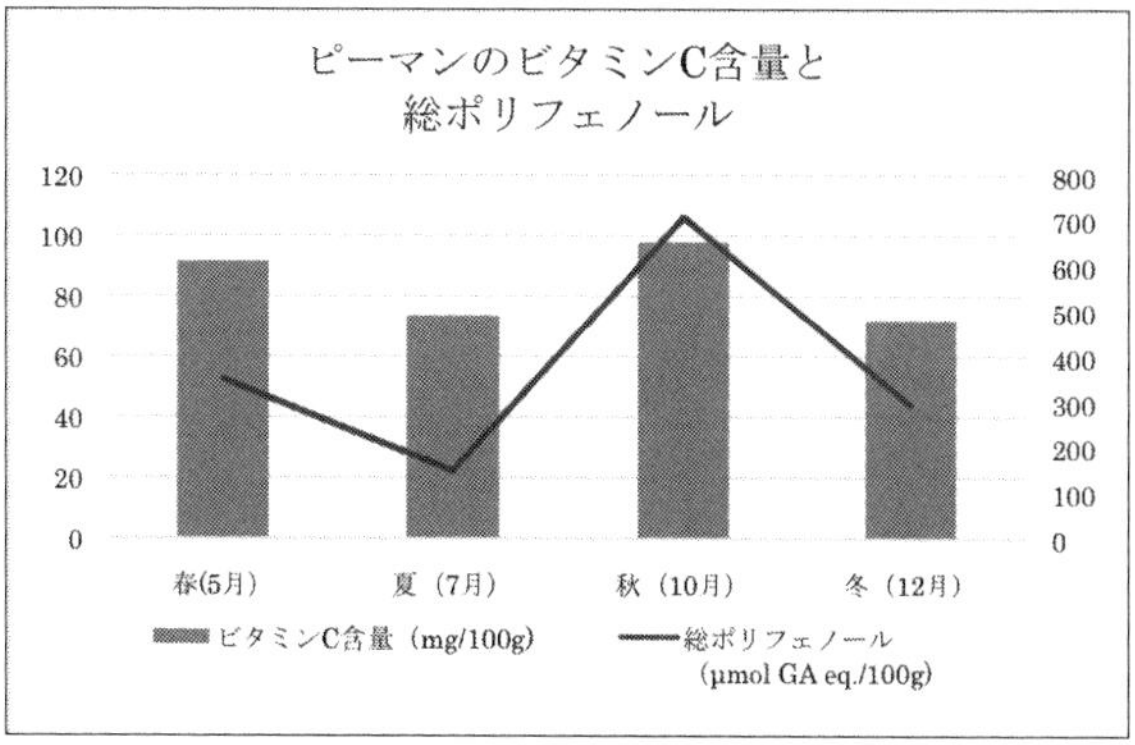
ピーマンのビタミンC含量と
総ポリフェノール
120
100
80
60
40
20
0
800
700
600
500
400
300
200
100
0
春(5月)
夏（7月）
秋（10月）
冬（12月）
ビタミンC含量（mg/100g）
総ポリフェノール
(μmol GA eq./100g)

プロブレムQ&A

V

診断書や意見書について

Q18 患者さんから診断書や意見書を依頼された時はどう対処したら良いですか？

専門医以外のかかりつけ医や診察をした医師が患者さんから診断書や意見書を依頼されることがあります。その際の対処について教えて下さい。

Q18は主に医師が対象となっていますが、患者さんから書類の相談を受ける医事課の職員や医療ケースワーカーにも知っておいていただきたい内容をできるだけわかりやすく説明しました。患者さんにとっては診断書や意見書がどのようなものなのかを知る上で参考になると思います。患者さんが実際に診断書や意見書を医師に依頼する場合に必要なことについては次のQ19を読んで下さい。

一般診断書、労災認定《ろうさいにんてい》のための意見書、障害年金診断書、訴訟の際の意見書について述べます。一般医として限界を感じた場合は専門医に紹介していただきたいです。

1　一般診断書

家族に対するもの、職場へ提出する場合、医師向けが考えられますが、医師の場合は診療情報提供書（紹介状、紹介に対する返信）と言うことになります。

患者さんにとって家族の理解が得られない場合は非常に深刻な状況になります。家庭内で孤立し、場合によっては精神科受診を家族から強要されることもあります。希《まれ》ではありますが、自死に至るケースもあります。二次的にうつ状態になることも多いのですが、精神疾患でないことを家族によく説明することが重要です。診断書の発行により家族が認識を改めることが多いですが、化学物質回避のための環境整備にどのように協力すべきかを具体的に説明することが必要です。

職場への対応は状況により微妙です。一般的には化学物質曝露により症状を呈すため、その回避が必要である事を記載します。デスクの配置や職種の変更まで記載する場合もあります。勤務先が国立や自治体立、それに準ずる公的

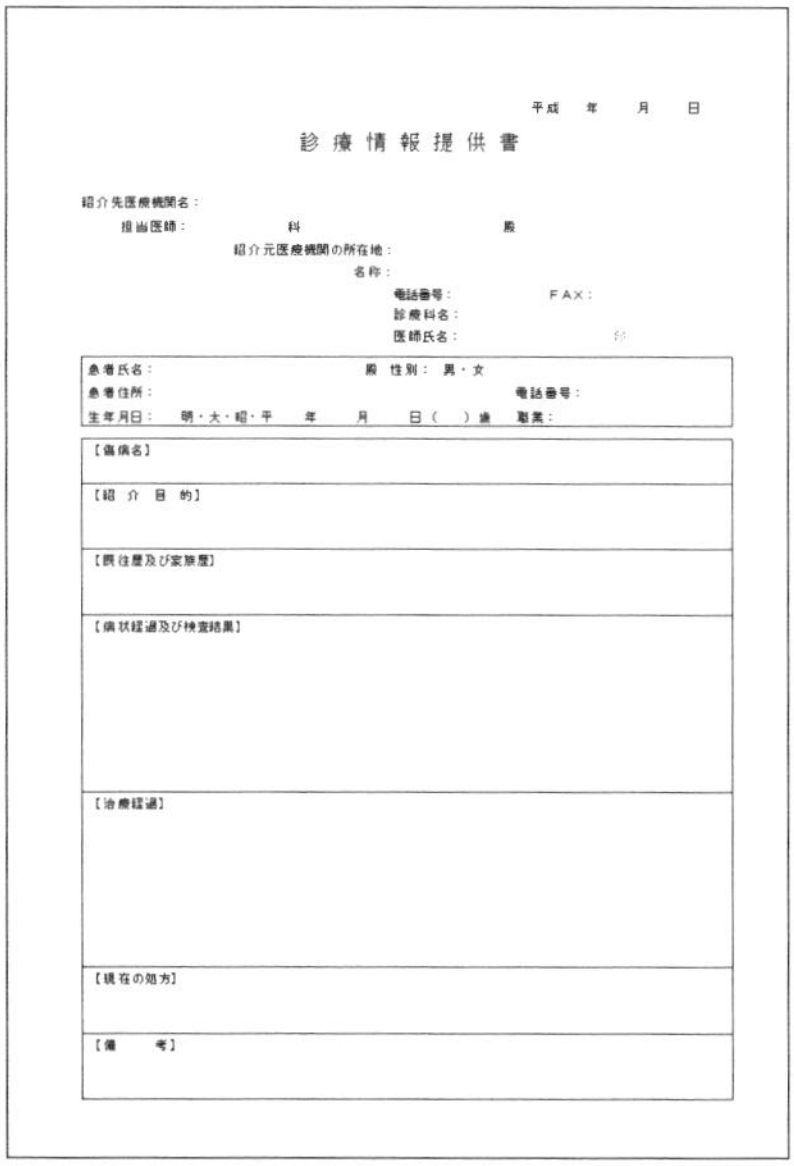
平成　年　月　日
診療情報提供書
紹介先医療機関名：
担当医師：　科　殿
紹介元医療機関の所在地：
名称：
電話番号：　FAX：
診療科名：
医師氏名：
患者氏名：　殿　性別：男・女
患者住所：　電話番号：
生年月日：　明・大・昭・平　年　月　日（　）歳　職業：
【傷病名】
【紹　介　目　的】
【既往歴及び家族歴】
【病状経過及び検査結果】
【治療経過】
【現在の処方】
【備　考】

診療情報提供書

機関、大企業などであれば問題ないですが、中小企業など、職場の状況によっては退職を暗に勧められることがあります。診断書の記載内容については患者さんとよく相談する必要があります。

2 労働災害認定意見書

会社勤務の場合、労働災害と認定される場合が少なくありません。労働災害と認定されると療養給付として治療費が全額補償されます。また、休業補償給付として給与額の六割が支給されます。さらに給与額の二割が休業特別給付として支払われます。

認定には「業務遂行性」と「業務起因性」の二つの条件を満たす必要があります。すなわち、障害の発生が業務中であり、業務に起因するものであることを記載した申請書を労働基準監督署に提出します。

「労災認定」の判断は労働基準監督署に委ねられますが、審査会の委員においても化学物質過敏症についての認識が乏しい場合が殆どと考えられますので、まず、化学物質過敏症に関する一般的な事項について解説します。被災者の初診時の状況、その後の経過、診断根拠、化学物質暴露と発症の因果関係、合併症がある場合は化学物質過敏症との因果関係などの質問に答える形になります。

また、他の疾患同様、後遺障害が残った場合は、「症状固定」として、傷害補償給付を受け取ることが出来ますが、本症の場合は予後が不明の事が多く、殆どの患者さんは「症状固定」を望んでいません。

雇用者側に注意義務違反や安全配慮義務違反がある場合は、裁判所に損害賠償の請求をすることが出来ますが、化学物質過敏症の場合、本人の素因が発症要因のひとつとなっている事が問題とされる場合があるかも知れません。同じ労働環境の中にいても発症する人は限られているのです。本症の発症により、重大な健康被害を受けた人に対し、公的機関である労働基準監督署が労災認定をすることはあるべき事と考えますが、裁判所が雇用者に対して損害賠償を命じることは、かなり劣悪な労働環境でない限り、難しいと言う側面もあります。

3　障害年金診断書（血液・造血器その他の障害用）

障害年金の診断書の場合は、明確に記載内容が指定されており、スペースが限られていますので、要点を簡潔に記載する必要があります。

① 障害の原因となった傷病名：化学物質過敏症かシックハウス症候群を記載します（電磁波過敏症は現状では認められていません）。

② 傷病の発症年月日：本人が正確な日にちを覚えていない場合は○年○月頃と記載。〝診療録で確認〟か〝本人申し立て〟をチェックするようになっていますが、障害年金診断書作成医療機関が初診日の場合は前者を、他の医療機関が初診日の場合は後者をチェックします。

③ ①のため初めて医師の診療を受けた日：申請には「受診状況等証明書」を添付する必要がありますが、その初診日を記載します。②同様に〝本人申し立て〟をチェックします。

解説：初診日は診断日ではありません。化学物質過敏症／シックハウス症候群の症状を呈して、医師あるいは歯科医師を受診した日が初診日になります。殆どの場合、初診医は化学物質過敏症／シックハウス症候群の専門医ではないので、「受診状況等証明書」の傷病名は例えば「うつ状態」「不眠」など、一見、化学物質過敏症／シックハウス症候群と関係のない病名になっているかも知れませんが、診断時にそれが化学物質過敏症／シックハウス症候群の症状であることが追認出来るような病歴であることが重要です。「⑱備考」にその旨を記載します。

診断書記載の要点は、まず初診日を決定することです。化学物質過敏症／シックハウス症候群診断医から見て、化学物質過敏症／シックハウス症候群の症状のために受診したと断定できる日でなければなりません。そして、その日から、一年半後が障害認定日になります。患者さんが障害年金の診断書を希望して受診した場合、受診日が初診日の一年半以降であれば、障害年金の診断書を作成することができますが、一年半以前なら、障害認定日まで待って再度受診していただきます。

④ 傷病の原因又は誘因：〝化学物質曝露〟を記載。初診年月日：障害年金診断書作成医療機関の初診年月日を記載

⑤ 既存障害（省略）⑥既往症（省略）

⑦ 傷病が治った（症状が固定して治療が期待できない場合を含む）かどうか。傷病が治っていない場合……症状の良くなる見込み　不明にチェックします。

解説：中等症以上の化学物質過敏症／シックハウス症候群の場合、治癒

は余り期待できません。様々な工夫により、化学物質曝露を回避するように努め、症状を呈さない環境を目指すことは出来ますが、多くの患者さんは再曝露によって、同様の症状を呈しており、本質的な過敏度の改善は認めていません。数カ月～数年の化学物質回避により、過敏度そのものの低下を認める場合もありますが、希です。

⑧ 診断書作成医療機関における初診時所見：

現病歴を時系列で記載します。どのような化学物質曝露により、どのような症状を呈したかを記載しますが、スペースが限られていますので、代表的なものを記載することになります。

例：平成○年、歯根治療で強度の頭痛と歯痛《しつう》を来たし、抜歯《ばっし》により軽快。平成○年、新規購入の炊飯器使用中にプラスチックとゴムの加熱による揮発物に反応し、めまい、動悸、呼吸困難、悪寒《おかん》を来たし、二日間寝込む。これらのエピソードを契機に、農薬、除草剤、防虫剤、香水、合成洗剤、接着剤、塗料、インクなどの化学物質曝露により、呼吸困難、胸痛、下肢の筋麻痺、意識障害、記銘力や思考力の低下を来すようになり、重度の化学物質過敏症を発症した。

⑨　現在までの治療の内容、期間、経過、その他の参考となる事項：
治療の基本は化学物質曝露の回避であるので、患者自身の回避の取り組みや医師の指導について記載します。
例：発症以後、外出時は防毒マスクを装着し、自宅ではエアクリーナを数台設置、化学物質曝露を避けるようにしており、当科初診後も同様の注意をするように指導した。
診療回数　年間二回、月平均〇・一五回
⑩　現在の症状、その他参考となる事項：
⑨で書き切れなかった点を記載している。過敏度の経過について書くのも良い。
例：化学物質回避の様々な努力にもかかわらず、完全な回避は困難であり、しばしば、再曝露で症状を呈し、終日寝込むこともある。過敏度はむしろ亢進している。
⑪　計測　身長一六四cm　体重　現在　五五・〇kg
健康時六〇・〇kg
⑫　一般状態区分（障害認定日以降の受診日を記載）

解説：ア、イは一般診断書の対象であり、本診断書の対象外です。化学物質回避の努力分を上乗せした重症度で記載してよいです。実際には個人的にはエが多い。

⑮ その他の障害（障害認定日かそれ以降の受診日現症）

1 症状：

例：⑴自覚症状：嘔気、嘔吐、腹痛、舌のぴりぴり感、味覚異常、咳嗽《がいそう》（せき）、胸痛、呼吸困難、頭痛、思考停止、意識朦朧《もうろう》、気分不良、全身倦怠感、

⑵他覚所見：口唇腫脹、下痢、顔面蒼白、動悸、咳嗽、鼻出血、寝込む

⑯ 現症時の日常生活活動能力及び労働能力：

例：炊事、洗濯、買い物は全て家族に依頼せざる得ない状態であり、移動は自家用車に活性炭入りフィルター付き空気清浄機を使用して、家族の運転で可能な状況である。他人の服の残留洗剤や柔軟剤に反応するため、人が集まるところには行けない。以上から一般就労は困難である。

⑰ 予後：

障害認定日請求

初診日から一年半後が障害認定日になることは前に述べました。この三カ月以内に医師を受診し、障害重症度を判定して、障害年金診断書を作成してもらいます。障害年金の支給は障害認定日の翌月分からとなります。

遡及請求

障害認定日に何らかの理由（多くは障害年金の仕組みを知らなかった場合）で請求しなかった場合、認定日から一年以上経過した時点で障害認定日に遡って請求することが出来ます。障害認定日から三カ月以内の診断書と請求時点での診断書の二部が必要です。障害年金の支給は障害認定日の翌月分からとなりますが、遡及による支給は、時効の関係で五年以下の分となります。

例：化学物質を回避し、症状発現防止に努めているが、しばしば再曝露で症状を呈している。真の意味での改善は困難と考えられる。

⑱　備考：

例（初回）：令和○年○月○日、○○病院受診時の症状は、化学物質過敏症の症状と考えられる。現在、ＰＳ８（二級の場合）に該当する。

例：（二回目以降）当科初診以降、症状の改善は認めず、むしろ過敏度は亢進している。現在、ＰＳ８に該当する。

解説：初回障害年金申請に必要な書類は、「診断書（血液・造血器その他の障害用）」、「障害年金の請求にかかる照会について」「申立書」、「受診状況等証明書」の四つであり、前二者は化学物質過敏症／シックハウス症候群診断医が記載し、申立書は患者さんが記載します。受診状況等証明書は化学物質過敏症／シックハウス症候群症状のため初めて受診した診察医に依頼します。本来患者さんが依頼するものですが、拒否的反応が出る可能性もあり、社会保険労務士を介して行うと円滑に事が運びます。また、国民年金か厚生年金かにより支給額が異なり、納付状況の調査も必要となるなどの点から社会保険労務士に依頼する

事後重症請求

障害認定日に障害の程度が軽い場合は、その後の経過で障害の等級に該当した時点で、事後重症として請求できます。ただし、六五歳未満でなければなりません。この場合、障害年金の受給は請求した翌月からとなり、遡って支給されることはありません。

ことが望ましいと考えます。

なお、「障害年金の請求にかかる照会について」は、一頁、一‐⑥〝症状が多臓器にまたがる〟、のチェックと三頁、【症状】の一～一〇の記載が矛盾のないようにする必要があります。カルテの記載も同様であり、筆者は初診時の現病歴を基本に診断書を作成し、患者さんの「申し立書」は参考程度と考えています。

症例　六〇代、女性

二〇〇六年四月、築九年の注文住宅を購入し、入居した。大手建築メーカーが一九九七年に建てたものの入居希望者がなく、九年間換気、掃除のみで管理されていた。入居一カ月後から自宅に帰ると異臭を感じ、呼吸困難を来すようになり、八月二八日、室内空気中の化学物質濃度測定を依頼した。三部屋のホルムアルデヒド濃度が〇・二〇九、〇・二一一、〇・二六八ｐｐｍと指針値以上であった。

このため、同年一〇月に実家に避難したが、他人の衣服の残留洗剤・柔軟剤等様々の化学物質に反応して頭痛、眼痛、咽頭痛、口内違和感、めまい、気分不良、匂い過敏、耳鳴り、腹痛、関節痛、足底痛、思考力低下、集中力低下、動悸、壁にぶつかる、転びやすい、文字が追えない、結膜出血、頻尿、下痢等多彩な症状を呈すようになり、化学物質過敏症を発症した。

二〇〇六年年一〇月一二日、徳島大学内分泌代謝内科受診。

二〇〇七年二月一五日、北里研究所病院を受診し、シックハウス症候群とそれに続発した化学物質過敏症と診断された。

二〇二〇年七月一五日、障害年金診断書を希望して、国立病院機構高知病院を受診した。

解説

1　発症日：二〇〇六年五月頃

2　初診日：本症のため初めて医師の診療を受けた日を意味しており、二〇〇六年一〇月一二日、二〇〇七年二月一五日いずれでも良いと考えますが、後者は診察医が転勤しており、前者で「受診状況証明書」を依頼しました。なお、診断書作成医療機関が初診日である場合は「受診状況証明書」は必要なく、その一年半後が障害認定日となります。

3　受診日：障害年金診断書④、⑧は診断書作成医療機関における初診日二〇二〇年七月一五日を記載します。⑫、⑮は診断書作成医療機関の現症日であり、再診していないので、二〇二〇年七月一五日を記載します。

なお、本例はシックハウス症候群に続発した化学物質過敏症ですが、注文住宅建設の一九九七年当時は、厚労省が室内空気中化学物質濃度（一三種とＴＶＯＣ）の指針値等を提示（二〇〇二年）する以前であり、高いホルムアルデヒド濃度が記録されました。患者が発症三カ月後に測定を依頼したことも賢明であり、このことも合わせて、貴重な症例と考えます。

資料2　障害年金診断書（血液・造血器その他の障害用）
資料3　障害年金の請求にかかる照会について

4　訴訟事例における意見書

原告の弁護士に化学物質過敏症をしっかり理解してもらい、患者さんと弁護士の意見に沿った意見書を書くことになりますが、最大の問題点は、裁判官の多くが化学物質過敏症を殆ど理解できていないことです。

現時点では、本症を身体医学的な検査で診断する方法がない点に問題がないとは言いませんが、患者さんから、曝露時の自覚症状、他覚症状、そして回避時の症状軽快・改善を確認することによって診断は可能であることを意見書で強調すべきです。

現在まで筆者が関わった化学物質過敏症訴訟の結果は、敗訴三、和解受諾一、勝訴一、結果報告なし一でした。困難な道であることがお分かり頂けると思います。このうち三事例について、その概略を述べます。なお、患者さんの年齢は国立病院機構高知病院初診時の年齢です。

事例1　二五歳男性、飲食店勤務

平成二〇年一一月深夜、勤務先の飲食店の隣の店でボヤがあり、消火活動に参加した。不織布のタオルをハイターで炊いていて、空だきとなった模様（被告はハイター使用を否定）。現場は真っ白な煙で充満していて前が見えない状態であった。当日、気分不良、目まい、吐き気、頭痛、結膜痛などの症状を呈し、一カ月後から香料、洗剤、排気ガス、煙草の煙、プラスチックなどに反応するようになり、化学物質過敏症を発症した。

化学物質の高濃度暴露により、中毒症状を呈し、化学物質過敏症を発症した事例である。（二〇一七年五月、大阪地裁、和解受諾）

一市民としての善意からの消火活動であったが、残念ながら勝訴とはならなかった。

事例2　四七歳、女性

公立小学校に用務員として勤務。平成一六年四月、当該校に移動になったが、五月頃から異臭を感じるようになり、職場で頭痛、吐き気を来すようになった。八月三一日、家庭科室の近くに松食い虫駆除剤の缶があり、底が朽ちて、液が流出していることに気付いた（後に有機リン系の殺虫剤であることが判明）。上司に報告し、この缶をゴミ庫に運び、他の缶に移し替えた。強い刺激臭を感じ、意識朦朧となったが、元の缶が置いてあったコンクリートの床面の洗浄をした。九月一日、ゴミ庫で作業中、頭痛、吐き気を来した。このあと体調を崩し、様々な化学物質に反応するようになり、典型的な化学物質過敏症を発症した。

四月の転勤以降、殺虫剤の慢性暴露を受け、化学物質過敏症を発症し、八月三一日〜九月一日の高濃度暴露により、さらに過敏度が増強した事例である。公務災害の診査請求をしたが、上司は液体が流出している缶の報告を受けたことは認めたものの、内容物を別の缶に移した者は不明とした。また、周囲に異臭を感じた者や化学物質過敏症を発症した者がいないことから、公務外災害とされた。

このため、公務外災害認定の取り消しを求めて、訴訟を起こしたが、学校側の主張は変わらず、高知地裁は当人における化学物質過敏症の存在はある程度認めたものの、以前からのアレルギー性鼻炎等のアレルギー症状の存在を理由に化学物質過敏症の発症が本件以前にあったものとした（二七年五月、高知地裁敗訴）

事例3　五五歳、女性、一級建築士

二四年五月二五日、ホームセンターでカラーボックス六個を購入、友人に組み立ててもらい、自宅兼事務所の一階に搬入してもらった。カラーボックスに本を入れたが、直後から異臭を感じ、顔面、口腔内、舌のしびれ、呼吸困難を来した。窓を開け、扇風機を回しながら、濡らしたタオルで口を押さえて三〇分間、パソコンで仕事をした。大腿部の発赤・腫脹を来した。

同日は二階の部屋で入眠したが、一時頃、喉頭の激痛でめざめた。二階にも異臭が充満しており、車で近隣の山に避難し、一夜を明かした。カラーボックスは撤去したが、二週間程度、同様の症状が続き、その後、自宅の家具、排気ガス、他人の衣服の残留柔軟剤などに反応するようになり、化学物質過敏症を発症した。

当初、ホルムアルデヒドなどの高濃度曝露を受け、中毒に近い症状を呈し、化学物質過敏症を発症した事例と考えられた。

六月三日、このカラーボックス一個を用いた検証実験が行われ、ホルムアルデヒド八〇〇μg／㎥と指針値の八倍の濃度が検出された。実際に事務所に搬入されたカラーボックスは六個であり、さらに高濃度のホルムアルデヒドの暴露を受けたものと推測された。（平成三〇年四月、高松地裁勝訴平成三一年八月、高松高裁和解受諾）

Q19 患者さんから、医師に診断書や意見書を依頼する時に留意しておくことは？

化学物質過敏症／シックハウス症候群の診断書や意見書は、記載する医師の負担が大きいと聞きます。医師が記載しやすくできるための注意事項がありますか？

Q19はQ18の医師へのアドバイスにも記載されていることも一緒に読んでいただくとより理解が深まると思います。

一般診断書はそれぞれの目的でどこに、何の目的で診断書を提出したいのかを明確に医師に伝えて下さい。

診断書は公文書ですので、一度記載すると簡単には内容を訂正することはできません。そこで例えば休職が必要と言う場合にも会社なのか、中小企業なのか、国立の機関か学校かなどで内容が変わってきます。患者さんの意向や希望を医師にきちんと伝えて自分が不利にならないように、またどの位の期間の自宅療養とするのか、提出先にやっておいて欲しい環境整備や学校であれば環境測定や健康調査の指示なども診断書に入れることができます。あくまでも医師は患者さんの立場に立って診断書によって良い方向性が出てくることを願っています。

次に障害年金診断書に関しては、一番重要なのは化学物質過敏症／シックハウス症候群で起こった症状で初めて医師や歯科医師の診療を受けた日です。この時に必ずしも化学物質過敏症／シックハウス症候群と診断されていなくても問題はありません。申請には該当医師より「受診状況等証明書」を書いていただく必要があります。

ご自分の症状が辛い中で、全ての書類を自分で準備するのは大変と思います。経費はかかりますができれば社会保険労務士に依頼するのがスムーズに申請手続きを進める強い味方になると思います。この際はこの分野を得意とする社会保険労務士に頼めれば理想的です。障害年金診断書はQ18でも詳細に説明しましたが、発症日が起点となるのではなく、あくまでも化学物質過敏症／シックハウス症候群で起こった症状で初めて医師や歯科医師の診療を受けた日が起点となり、その一年六カ月後が障害認定日になります。専門外来受診時に診断書を希望される患者さんの中には、症状が重症で、日常生活に著しい支障があるので、すぐにでも書いて欲しいと言われる場合があります。特に症状がひどくて殆ど外出もできず、医療機関に入ることもできないため、どこも受診していないと言われることがありますが、残念ながら初診時には書けないことを十分ご説明して、一年半待っていただくこともあります。

労務災害意見書や訴訟事例における意見書についてはQ18に記載した内容を参考にして下さい。両者とも化学物質曝露と発症の因果関係が重要なので、自分なりに症状発現時期、症状経過、職場であれば職場環境との関連や、環境測定結果など客観的データを持っているのであれば、まとめておいて欲しいです。特に外来受診の際には症状が重症化、慢性化していることも多く、発症時の状態を医師が診察していないことが大部分なので、患者さんからの的確な情報が非常に有用です。

コラム③

新型コロナウイルス感染拡大と化学物質過敏症

このコラムの記事は二〇二〇年六月に著者の一人である水城が岩手県の化学物質過敏症の患者会（いわてCSの会）の会報こもれびに寄稿したものを本書のコラムのために一部改変したものです。したがって新型コロナウイルス感染の状況はこの時点のもので、今後状況の変化によって当然変わってくるものと考えられます。

はじめに

二〇二〇年は東京オリンピックの開催があり、年明けから多くの聖火ランナーが参加する様々な催しが予定され、不況で労働環境が厳しさを増してきた雰囲気に少しは明るさがでてくるのではないかと期待されて始まった筈でした。

しかし正月に入り相前後して中国武漢での新型コロナウイルスの感染患者が出たという報道があり、以後はみなさんがご存じの通り、あっという間に全世界に拡大し、国同士の行き来は制限され、しかもパンデミックの地域では厳しい外出規制、いわゆる「三密」になる場所への出入り規制、それに伴う施設や店舗の休業要請が行われています。

日本でも国として緊急事態宣言が出されて、特別地域のみならず全国で大きな影響を受けています。一番深刻なのは、健康への不安がすべての人に及んでいることです。それに加えて全世代にわたってリーマンショックを超える経済的に非常に苦しい状況に陥いる結果となっています。またこれらの状況がいつまで続くのか先が見えてこないという不安もあります。

国が現在行っている（ただ行うと言っているだけというのも多いですが）対応についての意見や批判は多々ありますが、ここでは、新型コロナウイルス感染拡大対策（コロナ対策）がどのような形で化学物質過敏症に影響を与えたのか、また与えているのかに焦点を当てて、いくつか思いつくことを挙げていき、今後私たちはどのように対応していたら良いのかについても考えていきたいと思います。

「三密」と化学物質過敏症

新型コロナウイルス感染拡大対策（コロナ対策）の大原則として厚生労働省が打ち出したのは「三密」すなわち①換気の悪い密閉空間、②多数の集まる密集場所、③間近で会話や発声する密接場所の三つの条件がそろう場所がクラスター（集団感染）の発生リスクが高いため「三密」を避ける必要があるということです。そして公共で触れるものについては消毒をする、個人の対処としては、外出自粛、県を超えての移動の自粛、三密の場所にはいかない、手洗いやマスク装着の必要性が言われました。

私は当初、公共の場で随所での消毒薬の使用が増えるので、当院の「化学物質過敏症・環境アレルギー外来」に通院されている患者さんの病状が悪化しているのではないかと心配していました。

初めの頃は外出したら悪化したと訴えられる患者さんは多かったですが、そのうち消毒薬を噴霧した人の直後に行かないようにするなど上手く行動できるようになってくると、むしろ元気になってくる患者さんが増えてきました。

その理由を考えていたら、患者さん達は普段から「三密」を避ける生活をされている方も多いのだということに気付きました。

外出は必要な時以外できるだけ避け、運動目的などで出かけるときには、人が少ない時間帯で空気のきれいなところを選んでいる、さらに自宅では換気を十分励行しているなどです。「三密」は多くの方々がそのような生活を強いられたとも考えられます。

少し条件が違いますが東日本大震災後の停電や北海道の全道の停電の時に実際に数人の患者さんから、今までずっと苦しんできた頭痛や脱力や体の痛みやしびれなどがきれいに取れてすっきりした。しかし停電が解消したら数日して再び症状が悪化してきたというのです。

皮肉なことに現在では当たり前のようになっていることが、今回のように非日常となって初めて気が付くことがあるのだと思います。ずっと昔は「三密」にはほど遠かったですし、電気がない時代もあったわけです。特に換気については今回のコロナ対策の目途がついても、学校や公共の建物などで、今後も継続してもらいたいものです。

マスクと化学物質過敏症

日本人は従来より、冬期などインフルエンザ感染時期や、自分が風邪を引いた時などにマスクをする習慣があり、余り抵抗はありませんが、欧米などではほとんどマスクをする習慣はなく、はじめはマスクの効果についてＷＨＯですら疑問視する意見がありました。しかし今回のコロナウイルスの感染力や、死亡率の高さなど今までのコロナウイルスや、インフルエンザとは異なることが判明し、マスク装着が推奨されるようになりました。

みなさんも経験されたことと思いますが、コロナ対策の初期の頃から、店頭では不織布マスクが入手困難になりました。活性炭マスクはもともと化学物質を吸着し、できるだけ化学物質を吸い込む量を低減する目的で使用しますのでウイルスに効果がないので、活性炭マスクまで入手困難になるとは思っていませんでした。

しかしネット販売で購入している患者さんからこれも入手困難になったという声を聞くようになり、実際に職場で活性炭マスクを使用していて、どうにか仕事をしていた方が仕事ができなくなってしまったということがありました。その後間もなくして当院の売店からも活性炭マスクが入手できないという理由で一時姿を消しました。このような形で化学物質過敏症の患者さんに影響してくることは予想外でした。

現在は店頭での販売が少しずつでてきていて、一時不当に高値で転売することがあり問題になっていましたが、罰則もできてきて今は値段も少し落ち着いてきました。自衛手段もあり、いままであまり裁縫をしてなかった人たちも含めて様々な布マスクを手作りして自分用だけでなく地域の施設などに届けるボランティア活動も活発にされていますし、服飾メーカーやスポーツ業界などでいろいろと工夫したマスクが販売されています。

化学物質過敏症患者さんがマスクを使用する際に注意しておく点ですが、不織布マスクは素材に反応する場合には布製マスクの上に被せるようにして直接肌に触れない工夫が必要です。活性炭マスクの時も活性炭を覆っている紙に反応する場合には、自分に合うオーガニックコットンなどでマスクを作ってその間に活性炭マスクを挟むことを提案してきましたので、今後はこの方法を併用するのが良いのかもしれません。

次に布製マスクですが、主に自分が感染源にならないようにすることでは十分効果がありますし、浮遊しているエアロゾル状になったウイルスを吸い込まないようにするのには少し効果が劣るかもしれませんが、直接の飛沫には効果があります。

使用上の注意ですが、洗濯は無香料・無添加の石鹸を使用し、決して柔軟剤は使用しないことです。不織布マスクも含めてですが、除菌スプレーをマスクに噴霧して使用されている人がいますが、長時間装着しているものですし、決してお勧めできません。付着したウイルスも洗濯で十分洗い流せます。不織布マスクも数回ならば大丈夫と洗って使用している場合があるようですが、これも基本的には使い捨て用に作られているもので、お勧めできません。

さらにごく最近ですが店頭に洗えるマスクとしてポリウレタン製マスクがあります。価格も安く何度も使用できるとのことで、装着している人をみかける機会が増えてきました。ポリウレタン製マスクの原料であるイソシアネートは毒性があり、吸入すれば粘膜の障害を起こしたり、アレルギー症状として皮膚炎や喘息発作を起こすことがあります。特に暑くなってきて汗をかくようになると、イソシアネートの揮発量が増えます。また何度も洗濯すると劣化が進んでさらに揮発が増える結果となります。

以上よりなるべく不織布マスクを使用して、肌に合わない場合や臭いが気になって使用できない、装着すると咳が出るなどの症状が出る場合には、布製マスクを使用するのが良いでしょう。

消毒と化学物質過敏症

はじめにも述べたように、コロナ対策では手洗いの励行が言われていて、公共の建物、スーパーマーケット、遊園地、レストランや食堂、学校などあらゆるところに噴霧式消毒薬が設置されています。

新型コロナウイルスは、遺伝情報の導入されている微小粒子がエンベロープという膜に包まれているエンベロープウイルスです。細胞はなく、人や動物の鼻、口、目などの粘膜にくっつくと急速に増殖し、気道、肺、血管などを侵していきます。健康な皮膚であれば表面に付着するだけです。

それで、感染予防には水や洗剤で洗い流す必要があるのです。厚生労働省で出している資料では「手洗いを丁寧に行うことで十分にウイルスを除去できます。さらにアルコール消毒液を使用する必要はありません」と記載されていて、アルコール消毒はあくまでも手洗いができない場合の手段とされています。しかし、摺りこみ式のアルコール消毒液を使用する人は非常に多いです。

手洗いですが、自宅に戻った時や炊事前、食事前に石鹸（いつも使用して問題なく使用できるもの）で一〇秒、流水で一五秒すすぐので良いです。余り念入りにやり過ぎて手荒れを起こしてしまうと健康な皮膚ではなくなり却ってウイルスが入り込む条件をつくってしまいます。

最近皮膚科の先生方より、暖かくなってきて、いつもならこの時期には手荒れの患者さんが減ってくるのに今年は減るどころか増えているとの声があり、手洗いやアルコール消毒液の使い過ぎが考えられます。化学物質過敏症の患者さんでは、消毒液による二次的被害が問題になります。他の人が使用した消毒液から揮発したものを吸い込んでしまった時、アルコール入りの除菌シートを近くで使用された時に、息苦しさ、頭痛、動機、吐気、じんましんが起こってくることがあります。

また除菌シートですが、ノンアルコールでも安全とはかぎりません。当院の患者さんで、コロナ対策としてノンアルコールの除菌シートでドアノブ、トイレ回り、洗面所、風呂場など家中の消毒を広範囲に行ってしまい、その後より体調を崩して数日寝込んでしまった方がいました。ノンアルコールの除菌シートですが、ヒバ、スギ、桃などの香り（大部分は合成の化学物質が成分となっています）を入れているものもあり、これに反応した可能性もあります。

いずれにしても、どの個所にウイルスが付きやすいかは知っておく必要はあるかもしれませんが、拭った後の消毒液の成分はなかなか取れないこともあり、症状増悪のリスクを高めるだけなのでやめましょう。

さらに最近では建物内に塩素系漂白剤（次亜塩素酸ナトリウム）や次亜塩素酸水の使用に関して、五月二九日に経済産業省危機管理・災害対策室ファクトシートが出され空気中への次亜塩素酸ナトリウムの散布は有害であることや、次亜塩素酸水の効果が証明されないばかりか、空中散布では健康障害が起こる可能性があることより注意を喚起しています。感染予防には効率の良い部屋の換気が一番安全で有効と考えます。

長期のステイホームと化学物質過敏症

長期のステイホームの弊害として、これから梅雨、夏季に高温、多湿となることによってシックハウス症候群の発症者や、今まで潜在していた症状が表面化してくる方が増えてくることが危惧されています。化学物質過敏症の患者さんは、このような方々にいろいろとアドバイスできるのではないかと思います。

ご家族や地域の方々の相談に乗れる方は、よろしくお願いします。

オンラインと化学物質過敏症

コロナ対策の一環として、テレワークの推進や学校でのオンライン授業が進められています。このことに関して日本ではその弊害についてあまり語られることはありませんが、ロシア政府から「COVID‐19期間中の教育で、無線周波数電磁波への被曝を抑えるために」という勧告がいち早く出され、その情報を環境フリージャーナリストの加藤やすこさんから入手しました。子供を大切にする表れと思います。日本でも取り入れられる内容ですので、簡単にご紹介します。

ロシアは電磁波の健康障害に関する研究を一九五〇年代から開始し、現在は一般の人々への被爆量を一〇μW／㎠までに制限していますが、これは日本での被爆量制限が一〇〇〇μW／㎠までなのでその百分の一まで厳しく制限しています。特に子どもを守るためには今までも様々な勧告を出してきました。今回は一八歳未満の子どもの遠隔教育におけるデジタル環境セキュリティということで、デジタル技術を利用して家庭での学習を支援するすべての人を対象にしています。

まず一八歳未満の子どもには学習目的でのスマートフォンの使用を禁止し、有線ネットワークをインターネットに接続したパソコンやノートパソコンを使用することを勧めています。やむなく無線ランを使用する場合にはWi‐Fiアクセスポイントから学習場所までの距離は五メートル以上離さなければならないとしています。さらにパソコン使用前のデスクトップやキーボード、スクリーンの消毒につても述べています。

使用時簡についても詳しく決めていて、年代別の使用時間と休憩時間、一日の使用時間を細かく決めています。たとえば、六歳～一二歳の子どもは、あらゆる種類のパソコン使用の合計時間は一日二時間を超えないようにすること。また、六歳～八歳は、一〇分学習したら三〇分休憩、八歳～一二歳は、一〇分学習したら二〇分休憩のスケジュールに基づくべきだとしています。そしてどの年代においても通常の本やノートを使用して勉強することを勧めています。

これら述べたことについては、経費をかけずにすぐ採用することが可能なものばかりと思います。今後ますますオンラインを使用した仕事や学習、さらには芸術分野、報道分野など増えてくるものと思われます。文部科学省の担当者や教育現場の先生方、保護者にも、またテレワーク推進に関与をされている全てのみなさんにも是非考えていただきたい内容と思いました。

おわりに

以上、まだ不明の点が多いコロナ対策の問題点を述べました。今後科学的根拠に基づいた新たなことが判明して見解が変わってくることもあると思います。

全世界の人々が当たり前だった日常が当たり前でなくなり、社会に潜在していた格差社会の様々な矛盾が明確になり、私たちが置かれている経済成長が優先される現在の世の中の問題点を考え直す時間を人類は与えられたのだと思います。

「三密」を避けるという点では経験豊富なみなさん、創意工夫をこらして今の時期を前向きに乗り切っていきましょう。

（水城まさみ）

コラム④

化学物質過敏症と仲間の病気

近代看護を築いたフローレンス・ナイチンゲールは従軍したクリミア戦争でクリミア熱にかかった後に、慢性の免疫系・神経系の疾患（現在では慢性疲労症候群と考えられています）を発症して五〇年床に伏したといわれていますが、最後まで社会貢献を続けました。

一九九二年より、ナイチンゲールの誕生日である五月一二日を含むナイチンゲール週間に合わせて、世界規模で免疫系・神経系の慢性疾患である慢性疲労症候群（ブルー）、線維筋痛症（パープル）、化学物質過敏症（グリーン）のシンボルカラーで建物や橋、滝などをライトアップするなどこれらの疾患について、世界の皆さんに広く知っていただくために啓発活動が行われています。

日本では慢性疲労症候群のライトアップイベントとして青森を拠点とするＣＦＳ（慢性疲労症候群）支援ネットワーク（代表　石川真紀さん）が中心となって、実施していましたが、二〇一五年のナイチンゲール週間の時から、化学物質過敏症では日本初となりますが、盛岡医療センターでも化学物質過敏症のグリーンで病院の正門ポール、病院をグリーンにライトアップしています。（写真）東北電力の電波塔を一週間ライトアップしていただいた年もありました。

これらの三つの病気の共通点として日常生活にも支障が出てくるほど辛い症状が続くのに、通常の検査ではなかなか原因がみつからずに、周囲からは怠け病などの偏見を持たれてしまうことがあり、理解が得られないことがあります。そこで啓発デーでは自治体の関係者も含めて、いろいろな講演会や交流会などのイベントを開催して、これらの病気はどのようなものなのかを正しく理解してもらい、社会的な協力が得られることを目的としています。また各国の患者さんとの交流活動も行われています。

それぞれの病気についての診断基準についての詳細は専門に書かれたものを見ていただきたいですが、異なる特徴として化学物質過敏症は通常では問題ならないような微量の化学物質の曝露に反応してさまざまな症状を引き起こすこと、線維筋痛症はQ11にも説明したように様々な症状を伴いますが、体の広い範囲に慢性的に強い痛みが起こる病気で、症状の中でも痛みが重要であること、慢性疲労症候群（最近では筋痛性脳脊髄炎／慢性疲労症候群〔ＭＥ／ＣＦＳ〕と表示することが多いです）は六カ月以上続く原因不明の強い倦怠感と活動後の強い疲労感を特徴としていて、発症前に高熱をきたした既往や、強い生活ストレスなどがあることが多いです。

以前よりこれらの病気が脳の炎症と何らかの関係があるのではないかという予想はありましたが、長い間十分な解明はできていませんでした。これらの研究が進んできたのはここ数年のことです。二〇一四年に理化学研究所よりＭＥ／ＣＦＳ患者と一般人で神経炎症にかかわる免疫担当細胞であるマイクログリアやアストロサイトの脳内での活性化をＰＥＴ〔陽電子放射断層撮影〕で観察したところＭＥ／ＣＦＳ患者で、脳の海馬、視床、扁桃体、中脳、帯状皮質など広範囲に神経炎症が存在していることが判明しました。これらの部位と症状との関連もわかってきています。

二〇一六年には化学物質過敏症患者で脂質代謝関連物質、なかでもアセチルカルニチンが健常人と比較して有意に低値であることが報告されました。アセチルカルニチンは、血液脳関門を通過して脳内に到達し、アセチルコリンの合成、シナプスからの放出を促進する副交感神経や運動神経の神経伝達物質です。ＭＥ／ＣＦＳ患者でもカルニチンが欠乏していることやアセチルカルニチンが疲労の程度と関連していたとの報告もあり、今後カルニチンを補給することで化学物質過敏症患者の症状軽減につながる可能性があります。

さらに二〇一九年一一月には三重大学、関西福祉科学大学、大阪市立大学、理化学研究所の共同研究でＭＥ／ＣＦＳ患者診断に有用なバイオマーカーを発見したとの報告がなされました。すなわちＭＥ／ＣＦＳ患者では健常者と比較して血液中の細胞外小胞の数値が高いことを確認しています。細胞骨格を構成するアクチンネットワークを構成するタンパク質が健常者だけでなく、六カ月以上は続かない疲労症状の人やうつ病患者よりも高いことも確認しています。

将来的にはアクチンネットワークのタンパク質が放出される機構を明らかにすることで、ＭＥ／ＣＦＳ患者の病態解明に迫れる可能性があります。そしてもっと簡便な検査法で一般の医療機関でも検査ができるシステムの開発につながるものと期待されます。

以上、これらの三つの仲間の病気での研究がそれぞれの病気の解明や、客観的診断の進歩、さらには共通に使用可能な治療薬開発をもたらすことが期待されます。

最近、脳科学は注目を浴びている分野ですし、いろいろな病気への影響もわかってきています。化学物質過敏症、ME／CFS、線維筋痛症などの慢性の免疫系・神経系疾患の解明は今後非常に魅力ある研究分野と考えます。

また専門医が少ないことに反して、患者数は急増し、周囲からの理解もなかなか得られない中で、日夜苦しんでいる患者さんのために、専門医や専門スタッフとして臨床の場に立つこともやりがいのある仕事と思います。若い人たちには是非、将来の進路の選択肢の一つにしていただければ幸いです。

（水城まさみ）

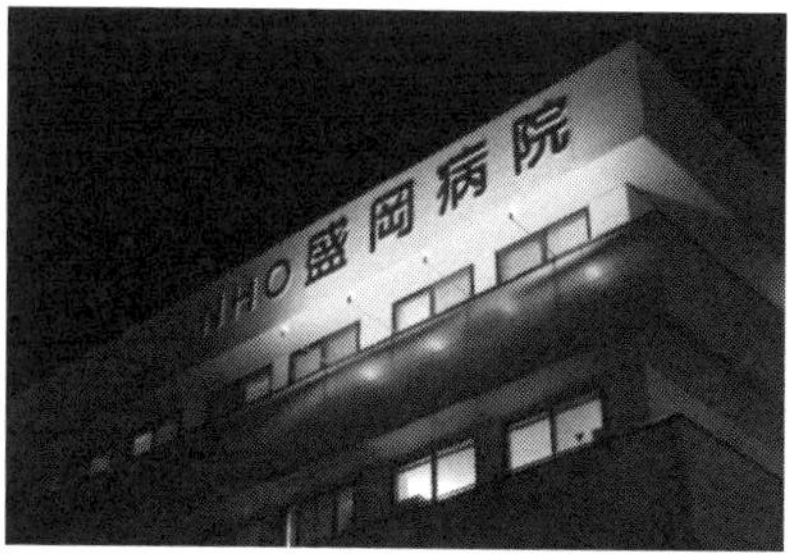

日本初となった化学物質過敏症の啓発カラーでのグリーンライトアップ
（2015年5月ナイチンゲール週間）

プロブレムQ&A

Ⅵ

資料

資料1　問診票

Q1　化学物質曝露による反応

以下の物質に対し、どのような反応や症状が出るかをお聞きするものです。例えば、頭痛、頭が働かなくなる、呼吸が苦しくなる、胃の不調、ふらふらするなどの症状が出ますか。反応・症状の強さを以下のように0から10の点数で丸を付けて下さい。いくつか例のあるものは一番反応・症状がひどいものの点数に○印をつけてください。丸は1ヶ所だけです。

0＝まったく反応なし	5＝中等度の反応	10＝動けなくなる程の症状

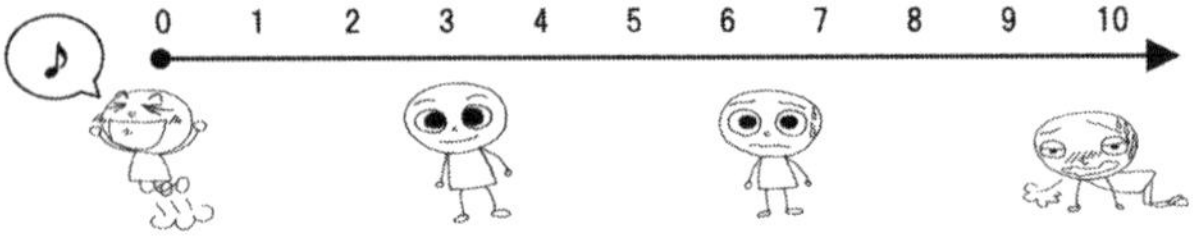

1. 車の排気ガス
（ 0 1 2 3 4 5 6 7 8 9 10 ）
2. タバコの煙
（ 0 1 2 3 4 5 6 7 8 9 10 ）
3. 殺虫剤、除草剤、防虫剤、防蟻剤など
（ 0 1 2 3 4 5 6 7 8 9 10 ）
4. ガソリン臭
（ 0 1 2 3 4 5 6 7 8 9 10 ）
5. ペンキ、シンナーなど
（ 0 1 2 3 4 5 6 7 8 9 10 ）
6. 消毒剤、漂白剤、バスクリーナー、床クリーナーなど
（ 0 1 2 3 4 5 6 7 8 9 10 ）
7. 特定の香水、芳香剤、清涼剤など
（ 0 1 2 3 4 5 6 7 8 9 10 ）
8. コールタールやアスファルト臭
（ 0 1 2 3 4 5 6 7 8 9 10 ）
9. マニキュア、その除去液、ヘアスプレー、オーデコロンなど
（ 0 1 2 3 4 5 6 7 8 9 10 ）
10. 新しいじゅうたん、カーテン、シャワーカーテン、新車の臭いなど
（ 0 1 2 3 4 5 6 7 8 9 10 ）

合計（0〜100）　[　　]

1

Q2 その他の物質に対する反応

水道水中の消毒剤、特定の食品、食品添加物（着色剤・防腐剤・香料等）、カフェイン、アルコール、医療用に使われる化学物質、生物的アレルゲン等に対する反応・症状についてお聞きする項目です。いくつか例のあるものは一番反応・症状がひどいものの点数に○印をつけてください。要領は前ページと同じです。

0＝まったく反応なし　5＝中等度の反応　10＝動けなくなる程の症状

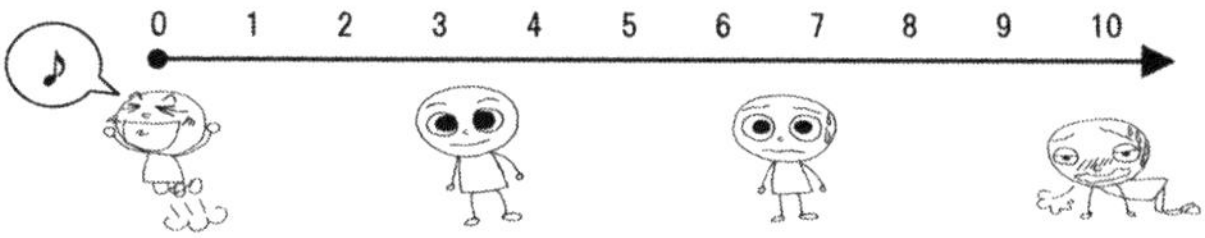

1. 塩素消毒された水を飲んだとき
（ 0 1 2 3 4 5 6 7 8 9 10 ）
2. 何か特定の食べ物を食べたとき（キャンディ、ピザ、牛乳、油、てんぷら、肉、バーベキュー、タマネギ、ニンニク、香辛料、調味料、食品添加物、他）（食品名＿＿＿＿＿＿＿＿＿＿＿＿）
（ 0 1 2 3 4 5 6 7 8 9 10 ）
3. 何か習慣性になってしまい、食べないと体調不良となるような特別な食物
（ 0 1 2 3 4 5 6 7 8 9 10 ）
4. 食後、一定時間気持ち悪いようなこと
（ 0 1 2 3 4 5 6 7 8 9 10 ）
5. コーヒー、紅茶、日本茶、コーラ、チョコレート（カフェインを含むもの）を食べると気持ち悪くなる
（ 0 1 2 3 4 5 6 7 8 9 10 ）
6. 逆にコーヒー、紅茶、日本茶、コーラ、チョコレートを食べないと気持ち悪くなる
（ 0 1 2 3 4 5 6 7 8 9 10 ）
7. 少量のビール、ワインのような軽いアルコール飲料で気持ちが悪くなる
（ 0 1 2 3 4 5 6 7 8 9 10 ）
8. 皮膚に触れるもの（繊維もの、メタルの装飾品、アクセサリー、化粧品類など）による反応
（ 0 1 2 3 4 5 6 7 8 9 10 ）
9. 医療用に使われる物質（抗生物質、麻酔薬、鎮痛剤、精神安定剤、X 線造影剤、ワクチン、ピルなどの医薬品、インプラント〔人工品の体への埋め込み〕、入れ歯、避妊薬、避妊器具など）を使ったとき
（薬品名＿＿＿＿＿＿＿＿＿＿＿＿）
（ 0 1 2 3 4 5 6 7 8 9 10 ）
10. 生物的にアレルギーを起すもの（樹、草、花粉、ハウスダスト、かび、動物のあか、虫さされ、特定の食物など）によるぜんそく、鼻炎、じんましん、しっしんのようなアレルギー反応
（ 0 1 2 3 4 5 6 7 8 9 10 ）

合計（0〜100）　□

Q3 症状

現在の健康状態（症状）についてお聞きする質問です。いくつか例のあるものは一番反応・症状がひどいものの点数に○印をつけてください。要領は前ページと同じです。

0＝まったく症状なし	5＝中等度の症状	10＝動けなくなる程の症状

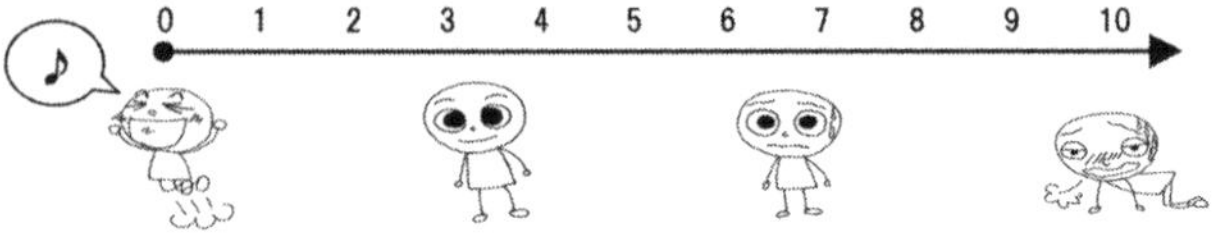

1. 筋肉・関節の痛み、けいれん、こわばり、力が抜ける（筋症状）
（ 0 1 2 3 4 5 6 7 8 9 10 ）
2. 眼への刺激、やける感じ、しみる感じ。息切れ、咳のような期間や呼吸症状。たん、鼻汁がのどの奥の方を流れる感じ。風邪にかかりやすい。（気管粘膜症状）
（ 0 1 2 3 4 5 6 7 8 9 10 ）
3. どうき、不整脈、胸の不安感などの心臓や胸の症状（心・循環症状）
（ 0 1 2 3 4 5 6 7 8 9 10 ）
4. お腹の痛み、胃けいれん、膨満感、吐き気、下痢、便秘のような消化器症状（胃腸症状）
（ 0 1 2 3 4 5 6 7 8 9 10 ）
5. 集中力、記憶力、決断力低下、無気力などを含めた思考力低下（認識症状）
（ 0 1 2 3 4 5 6 7 8 9 10 ）
6. 緊張しすぎ、上がりやすい、刺激されやすい、うつ、泣きたくなったり激情的になったりする。以前に興味があったものに興味がもてないなどの気分の変調（情緒症状）
（ 0 1 2 3 4 5 6 7 8 9 10 ）
7. めまい、立ちくらみなどの平衡感覚の不調、手足の協調運動の不調、手足のしびれ、手足のチクチク感、目のピントが合わない。（神経・末梢神経症状）
（ 0 1 2 3 4 5 6 7 8 9 10 ）
8. 頭痛、頭の圧迫感、一杯に詰まった感じなどの頭部症状（頭部症状）
（ 0 1 2 3 4 5 6 7 8 9 10 ）
9. 発疹、じんましん、アトピー、皮膚の乾燥感（皮膚症状）
（ 0 1 2 3 4 5 6 7 8 9 10 ）
10. 外陰部のかゆみ、または痛み、トイレが近い、尿失禁、排尿困難などの泌尿・生殖器症状（女性の場合には：生理の不快感、苦痛、などの症状）（泌尿・生殖器症状）
（ 0 1 2 3 4 5 6 7 8 9 10 ）

合計（0〜100）

Q4　マスキング（症状の偽装・化学物質曝露に対する1つの適応）

日常的に取り込む可能性のある化学物質に関する質問です。シックハウス症候群や化学物質過敏症患者では、常時に微量の化学物質曝露をしていると、一種の適応現象として症状の偽装（マスキング）が起こることがあるので、それを知るための質問です。以下の項目の質問に対して、当てはまる方に○印をつけてください。

1. タバコを吸いますか　（はい・いいえ）

「はい」の方：　（1日約＿＿＿＿本を約＿＿＿＿年間吸っている）
「いいえ」で過去に吸っていた方：　（1日約＿＿＿＿本を約＿＿＿＿年間吸っていた）
「やめた理由」：（本人体調悪化　家族体調悪化　その他＿＿＿＿＿＿＿＿＿＿＿＿＿＿）

2. アルコールの入った飲料、ビール、ワインを飲みますか　（はい・いいえ）

「はい」の方：　（種類＿＿＿＿＿＿＿＿＿　頻度＿＿＿＿＿＿＿＿）
「いいえ」で過去に飲んでいた方：　（種類＿＿＿＿＿＿＿＿＿　頻度＿＿＿＿＿＿＿＿）
「やめた理由」：（本人体調悪化　その他＿＿＿＿＿＿＿＿＿＿＿＿＿＿＿＿＿＿）

3. コーヒー系の飲み物を飲みますか　（はい・いいえ）

「はい」の方：　（1日に＿＿＿＿＿＿を＿＿＿杯くらい＿＿＿年間飲んでいる）
「いいえ」で過去に飲んでいた方：　（1日に＿＿＿＿＿＿を＿＿＿杯くらい飲んでいる）
「やめた理由」：（本人体調悪化　その他＿＿＿＿＿＿＿＿＿＿＿＿＿＿＿）

4. 香水、ヘアスプレー、香料入りの化粧品を使用しますか　（はい・いいえ）
「はい」の方：　（種類と使用頻度＿＿＿＿＿＿＿＿＿＿＿＿＿＿＿＿＿＿＿＿＿）

5. 過去数年内に殺虫剤、防かび剤処理を家や職場で使用しましたか　（はい・いいえ・わからない）
「はい」の方：（具体的に＿＿＿＿＿＿＿＿＿＿＿＿＿＿＿＿＿＿＿＿＿＿＿＿）

6. 最近、仕事や趣味で週1回以上化学物質やガス、煙に曝されましたか　（はい・いいえ）

「はい」の方：（具体的に＿＿＿＿＿＿＿＿＿＿＿＿＿＿＿＿＿＿＿＿＿＿＿＿）

7. あなたの周りでいつもタバコを吸う家族や同僚はいますか　（はい・いいえ）
「はい」の方：　その方々があなたの周りで吸う本数は、合計で1日約＿＿＿本

8. 冬季、職場・学校・自宅に居るときにガスが部屋の中に出る暖房器具を使いますか？
（はい・いいえ）
「はい」の方：（暖房の種類＿＿＿＿＿＿＿＿＿＿＿＿＿＿　1日の使用時間＿＿＿＿＿）

9. 衣類を洗濯するとき柔軟剤を使いますか　（はい・いいえ・わからない）

10. ステロイド剤、鎮痛剤、抗うつ剤、精神安定剤、睡眠薬などをよく使いますか　（はい・いいえ）
「はい」の方：（具体的に＿＿＿＿＿＿＿＿＿＿＿＿＿＿＿＿＿＿＿＿＿＿＿＿）

＊「はい」の数をご記入下さい。合計（0～8）　[　　　]

Q5 日常生活の支障の程度

日常生活の中で感ずる支障の程度についてお聞きする質問です。前のページと同じ要領で丸を付けて下さい。いくつか例のあるものは一番支障の程度の大きいものの点数に○印をつけてください。

0＝まったく支障なし	5＝中等度の支障	10＝まったくダメである

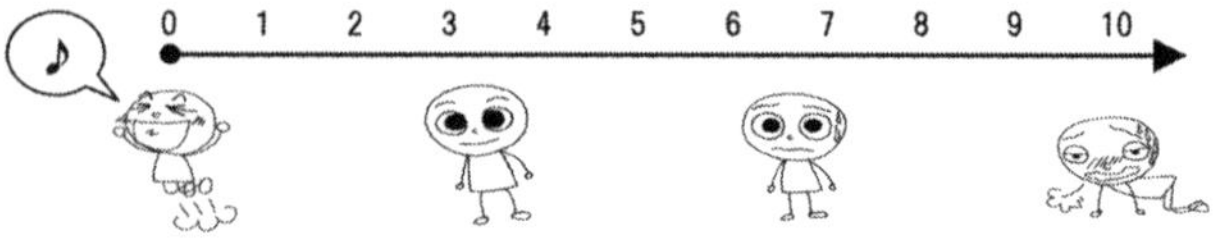

1. 食事をするとき支障がありますか
(0 1 2 3 4 5 6 7 8 9 10)
2. 支障なく毎日職場や学校へ通えていますか
(0 1 2 3 4 5 6 7 8 9 10)
3. 新しい家具・調度品（机・タンス・カーテンなど）を使う場合支障がありますか
(0 1 2 3 4 5 6 7 8 9 10)
4. 衣類の使用に支障（皮膚のかゆみ・湿疹など）がありますか
(0 1 2 3 4 5 6 7 8 9 10)
5. 旅行や車のドライブに支障（車酔いなど）はありますか
(0 1 2 3 4 5 6 7 8 9 10)
6. 化粧品や防臭剤などの臭いをかいだ時に支障がありますか
(0 1 2 3 4 5 6 7 8 9 10)
7. 集会、レストランなどへ外出するなど、一般の社会的活動に参加するのに支障がありますか
(0 1 2 3 4 5 6 7 8 9 10)
8. 趣味やスポーツなど好きなことが支障なくできますか
(0 1 2 3 4 5 6 7 8 9 10)
9. 配偶者など家族とのコミュニケーションに支障がありますか
(0 1 2 3 4 5 6 7 8 9 10)
10. 日々の日常生活の中で、家庭内の雑用（庭の手入れ、車の洗浄、料理・家の掃除、アイロンがけなど）をするのに支障がありますか
(0 1 2 3 4 5 6 7 8 9 10)

合計（0～100） [　　　]

どうもおつかれさまでした。ご協力ありがとうございました。

資料2　障害年金診断書（血液・造血器その他の障害用）

㊀他　国民年金 厚生年金保険　**診　断　書**（血液・造血器 その他 の障害用）　様式第120号の7

氏名《フリガナ》		生年月日	昭和 平成 令和　年　月　日生（　歳）	性別	男・女	
住所	住所地の郵便番号 □□□-□□□□	都道 府県	郡市 区			

① 障害の原因となった傷病名		② 傷病の発生年月日	昭和 平成 令和　年　月　日　診療録で確認 本人の申立て（　年　月　日）
		③ ①のため初めて医師の診療を受けた日	昭和 平成 令和　年　月　日　診療録で確認 本人の申立て（　年　月　日）
④傷病の原因又は誘因　初診年月日（昭和・平成・令和　年　月　日）	⑤既存障害	⑥既往症	

⑦ 傷病が治った（症状が固定して治療の効果が期待できない状態を含む。）かどうか。	傷病が治っている場合………治った日　平成・令和　年　月　日　確認 推定
	傷病が治っていない場合………症状のよくなる見込　有・無・不明
⑧ 診断書作成医療機関における初診時所見 初診年月日（昭和・平成・令和　年　月　日）	
⑨ 現在までの治療の内容、反応、期間、経過、その他の参考となる事項	診療回数　年間　回、月平均　回 手術歴　手術名（　） 手術年月日（　年　月　日）
⑩現在の症状、その他参考となる事項	

⑪ 計測							
身長	cm	体重	現在　kg 健康時　kg	握力	右　kg 左　kg	視力	右眼 裸眼　矯正 左眼 裸眼　矯正
（平成 令和　年　月　日 測定） 視野		調節機能			聴力レベル / 最良語音明瞭度 右耳　dB　% 左耳　dB　%	血圧	最大　mmHg 最小　mmHg

⑫ 一般状態区分表（平成・令和　年　月　日）（該当するものを選んでどれか一つを○で囲んでください。）

ア　無症状で社会活動ができ、制限を受けることなく、発病前と同等にふるまえるもの
イ　軽度の症状があり、肉体労働は制限を受けるが歩行、軽労働や座業はできるもの　例えば、軽い家事、事務など
ウ　歩行や身のまわりのことはできるが、時に少し介助が必要なこともあり、軽労働はできないが、日中の５０％以上は起居しているもの
エ　身のまわりのある程度のことはできるが、しばしば介助が必要で、日中の50％以上は就床しており、自力では屋外への外出等がほぼ不可能となったもの
オ　身のまわりのこともできず、常に介助を必要とし、終日就床を強いられ、活動の範囲がおおむねベッド周辺に限られるもの

障　害　の　状　態

⑬血液・造血器（平成・令和　年　月　日現症）

1 臨床所見

(1) 自覚症状
易疲労感（無・有・著）
動悸（無・有・著）
息切れ（無・有・著）
発熱（無・有・著）
紫斑（無・有・著）
月経過多（無・有・著）
関節症状（無・有・著）

(2) 他覚所見
易感染性（無・有・著）
リンパ節腫張（無・有・著）
出血傾向（無・有・著）
血栓傾向（無・有・著）
肝腫（無・有・著）
脾腫（無・有・著）

(3) 検査成績
ア 末梢血液検査（平成・令和　年　月　日）
※アの欄は、治療を行う前の日付、検査数値を記入してください。
ヘモグロビン濃度（　）g/dL
血小板（　）万/μL
網赤血球（　）万/μL
白血球（　）/μL
好中球（　）/μL
リンパ球（　）/μL
病的細胞（　）%

イ 凝固系検査（平成・令和　年　月　日）
※イの欄は、最も適切に病状が把握できる検査数値及びその日付を記入してください。
凝固因子活性（第　因子）（　）%
vWF活性（　）%
インヒビター（無・有）
APTT（　）秒（基準値　秒）
PT（　）秒（基準値　秒）

ウ その他の検査
画像検査（検査名　）（平成・令和　年　月　日）
所見（　）
他の検査（検査名　）（平成・令和　年　月　日）
所見（　）

2 治療状況
赤血球輸血（月　回）　血小板輸血（月　回）
補充療法（月　回）　新鮮凍結血漿（月　回）

造血幹細胞移植（無・有）有の場合（　年　月　日）
慢性GVHD（無・有）有の場合（軽症・中等症・重症）
所見

3 その他の所見

本人の障害の程度及び状態に無関係な欄には記入する必要はありません。（無関係な欄は、斜線により抹消してください。）

（お願い）臨床所見等は、診療録に基づいてわかる範囲で記入してください。

「診療録で確認」または「本人の申立て」のどちらかを○で囲み、本人の申立ての場合は、それを聴取した年月日を記入してください。

（お願い）太文字の欄は、記入漏れがないように記入してください。

1906 1018 086 511.5

⑭　**免疫機能障害**　（平成・令和　　年　　月　　日現症）

1 検 査 成 績

検査項目＼検査日	単　位	・　・	・　・	平均値
CD4陽性Tリンパ球数	/μL			

（現症日以前の４週間以上の間隔をおいて実施した連続する直近２回の検査結果を記入し、一番右の欄にはその平均値を記入してください。）

検査項目＼検査日	単位	・　・	・　・
白　血　球　数	/μL		
ヘモグロビン量	g/dL		
血　小　板　数	万/μL		
HIV－RNA量	コピー/mL		

（現症日以前の４週間以上の間隔をおいて実施した連続する直近２回の検査結果を記入してください。）

2 身 体 症 状 等

①１日１時間以上の安静臥床を必要とするほどの強い倦怠感及び易疲労感が月に７日以上ある（　有　・　無　）
②病態の進行のため、健常時に比し１０％以上の体重減少がある（　有　・　無　）
③月に７日以上の不定の発熱（３８℃以上）が２ヶ月以上続く（　有　・　無　）
④１日に３回以上の泥状ないし水様下痢が月に７日以上ある（　有　・　無　）
⑤１日に２回以上の嘔吐あるいは３０分以上の嘔気が月に７日以上ある（　有　・　無　）
⑥動悸や息苦しくなる症状が毎日のように出現する（　有　・　無　）
⑦抗ＨＩＶ療法による日常生活に支障が生じる副作用がある（①～⑥の症状を除く）（抗ＨＩＶ療法を実施している場合）（　有　・　無　）
⑧生鮮食料品の摂取禁止等の日常生活活動上の制限が必要である（　有　・　無　）
⑨1年以内に口腔内カンジダ症、帯状疱疹、単純ヘルペスウイルス感染症、伝染性軟属腫、尖圭コンジローム等の日和見感染症の既往がある（　有　・　無　）
⑩医学的理由により抗ＨＩＶ療法ができない状態である（はい　・　いいえ）

3 現在持続している副作用の状況

□代謝異常　□リポアトロフィー　□肝障害　□腎障害　□精神障害　□神経障害
□その他（薬剤名、服薬状況及び副作用の状況）
（　　　　　　）

4 エイズ発症の既往の有無

有　・　無

5 回復不能なエイズ合併症のため介助なくしては日常生活がほとんど不可能な状態である

はい　・　いいえ

6 肝炎の状況　（□薬剤性　・　□ B型　・　□ C型　・　□その他（　　　））（肝炎を発症している場合は必ず記載してください。）

（1）検査所見

検査項目＼検査日	単位	・　・	・　・
血清アルブミン	g/dL		
AST（GOT）			
ALT（GPT）			
プロトロンビン時間	%		
	延長秒		
総ビリルビン（※）	mg/dL		

（2）臨床所見

食道静脈瘤　無・有　（内視鏡による、X線造影による、その他（　　　））
肝硬変　無・有　（代償性、非代償性）
肝細胞癌　無・有
肝性脳症　無・有　（1年以内に発症したことがある）
腹水　無・有・著
消化管出血　無・有　（1年以内に発症したことがある）
（※ビリルビン値の上昇をきたす薬剤の使用　無・有）

⑮　**その他の障害**　（平成・令和　　年　　月　　日現症）

1 症　状

⑴ 自 覚 症 状

⑵ 他 覚 所 見

2 検 査 成 績

⑴ 血液・生化学検査

検査項目＼検査日	単位	施設基準値	・　・	・　・	・　・
赤血球数	万/μL				
ヘモグロビン濃度	g/dL				
ヘマトクリット	%				
血清総蛋白	g/dL				
血清アルブミン	g/dL				

⑵ その他の検査成績

3 人 工 臓 器 等

⑴ 人工肛門造設　無・有　造設年月日：平成・令和　年　月　日
閉鎖年月日：平成・令和　年　月　日
⑵ 尿路変更術　無・有　造設年月日：平成・令和　年　月　日
閉鎖年月日：平成・令和　年　月　日
⑶ 新膀胱造設　無・有　手術年月日：平成・令和　年　月　日
⑷ 自己導尿の常時施行　無・有　開始年月日：平成・令和　年　月　日
終了年月日：平成・令和　年　月　日
⑸ 完全尿失禁状態　無・有（カテーテル留置：平成・令和　年　月　日）
⑹ その他の手術　無・有（　　　　）平成・令和　年　月　日

⑯ 現症時の日常生活活動能力及び労働能力（必ず記入してください）	
⑰ 予　後（必ず記入してください）	
⑱ 備　考	

上記のとおり、診断します。　　年　　月　　日

病院又は診療所の名称　　　　診療担当科名

所　在　地　　　　医師氏名　　　　印

資料3　障害年金の請求にかかる照会について

（化学物質過敏症　照会様式）

平成　年　月　日
（照会番号　　　）

○○○○　様

障害年金の請求にかかる照会について

化学物質過敏症について障害年金を請求される場合は、次の事項について調査が必要となりますので、診断書の現症日時点の状況を主治医の先生に記入していただき、診断書と一緒に提出してください。

【平成　年　月　日現症】

1　次の項目について、問診していただき該当する□に✓を記入してください。

【　臨床経過と症状　】

①　症状の再現性がある。	症状発症と化学物質暴露との間に明らかな因果関係がある。	□　はい	□　いいえ
②　ごく微量の化学物質に反応する。		□　はい	□　いいえ
③　関連性のない多種類の化学物質に反応するようになる。		□　はい	□　いいえ
④　原因物質の除去で、症状が改善するか、治癒する。		□　はい	□　いいえ
⑤　症状は一過性でなく、慢性的に持続し、その再発や再燃（症状が再度悪化）がある。		□　はい	□　いいえ

⑥　症状が多臓器にまたがる。（該当する□に✓を記入してください。）

- □　筋肉・関節症状（痛みやこわばり、脱力感）
- □　咽頭喉頭粘膜や呼吸器症状（咽頭痛、息切れ、咳）
- □　心臓・循環器症状（動悸や胸の不快感、しびれ感）
- □　腹部・消化器症状（おなかの痛み、ぼうまん感、吐き気や下痢）
- □　精神・神経症状（集中力や思考力の低下、無気力、めまい、立ちくらみ、頭痛、倦怠感、うつ的症状、不眠など）
- □　皮膚症状（発疹、蕁麻疹、アトピー）
- □　眼科的症状（視力低下、眼がまぶしい、結膜炎様症状）
- □　感覚障害（嗅覚、味覚障害など）
- □　その他（微熱、月経痛、月経不順）

【　検査成績の異常　】

※検査を行っていない項目を新たに検査して記入する必要はありません。その場合は未施行に✓を記入してください。

①　瞳孔反応の異常	□　あり	□　なし	□　未施行
②　視覚空間周波数の閾値の低下	□　あり	□　なし	□　未施行
③　眼球運動の異常	□　あり	□　なし	□　未施行
④　重心検査での身体のゆれ	□　あり	□　なし	□　未施行

提出先：日本年金機構

（化学物質過敏症　照会様式）

⑤　脳循環検査での異常　□ あり　□ なし　□ 未施行

⑥　誘発試験の陽性反応　□ あり　□ なし　□ 未施行

ありの場合、反応する化学物質名をお書きください。

（　　　　　　　　）

⑦　免疫系検査（アレルギー検査も含めて）における明らかな異常所見。　□ あり　□ なし　□ 未施行

ありの場合、どのような異常が見られますか。

（　　　　　　　　）

⑧　一般的な検査（胸部・腹部X線検査、心電図、血液検査、検尿など）における異常所見。　□ あり　□ なし　□ 未施行

異常が見られる検査結果について記入いただくか検査データを添付してください。

（　　　　　　　　）

2　次の項目について問診していただき、該当する数字を○で囲んでください。

※それぞれの化学物質に反応して、例えば、頭痛、呼吸が苦しくなる、咳き込む、ふらつくなどについて確認するために必要となります。症状の強さを０から１０の点数で各項目１カ所に○をつけてください。

（０＝まったく反応なし　５＝中等度の反応　１０＝動けなくなるほどの症状）

【　化学物質暴露による反応　】

1．車の排気ガス	（0　1　2　3　4　5　6　7　8　9　10）
2．たばこの煙	（0　1　2　3　4　5　6　7　8　9　10）
3．殺虫剤、除草剤	（0　1　2　3　4　5　6　7　8　9　10）
4．ガソリン臭	（0　1　2　3　4　5　6　7　8　9　10）
5．ペンキ、シンナー	（0　1　2　3　4　5　6　7　8　9　10）
6．消臭剤、漂白剤、洗剤、床ワックスなど	（0　1　2　3　4　5　6　7　8　9　10）
7．特定の香水、芳香剤、制涼剤	（0　1　2　3　4　5　6　7　8　9　10）
8．コールタール、アスファルト臭	（0　1　2　3　4　5　6　7　8　9　10）
9．マニュキュア、除光液、ヘアスプレー、オーデコロン	（0　1　2　3　4　5　6　7　8　9　10）
10．新しいじゅうたん、カーテン、新車の臭い	（0　1　2　3　4　5　6　7　8　9　10）

提出先：日本年金機構

（化学物質過敏症　照会様式）

【 症 状 】

1．頭痛、頭の圧迫感、一杯に詰まった感じなどの頭部症状 頭部　（0 1 2 3 4 5 6 7 8 9 10）

2．眼の刺激、やける感じ、しみる感じ、息切れ、咳のような気管や呼吸症状、たん、鼻汁がのどの奥の方へ流れる感じ、風邪にかかりやすい 粘膜・呼吸器　（0 1 2 3 4 5 6 7 8 9 10）

3．動悸、脈のけったい（不整脈）、胸の不安感などの心臓や胸の症状 心・循環　（0 1 2 3 4 5 6 7 8 9 10）

4．お腹の痛み、胃けいれん、膨満感、吐き気、下痢、便秘のような消化器症状 胃腸　（0 1 2 3 4 5 6 7 8 9 10）

5．陰部のかゆみ、または痛み、トイレが近い、尿失禁、排尿困難 泌尿器・生殖器　（0 1 2 3 4 5 6 7 8 9 10）
（女性の場合には生理時の不快感、苦痛などの症状）

6．発疹、じんましん、アトピー、皮膚の乾燥感 皮膚　（0 1 2 3 4 5 6 7 8 9 10）

7．筋肉、関節の痛み、けいれん、こわばり、力が抜ける 筋・関節・骨　（0 1 2 3 4 5 6 7 8 9 10）

8．めまい、立ちくらみなどの平衡感覚の不調、手足の協調運動の不調、手足のしびれ、手足のチクチク感、目のピントが合わない 神経・抹消神経　（0 1 2 3 4 5 6 7 8 9 10）

9．緊張しすぎ、あがりやすい、刺激されやすい、うつ、泣きたくなったり激情的になったりする。以前興味があったものに興味が持てないなどの気分の変調 情緒　（0 1 2 3 4 5 6 7 8 9 10）

10．集中力、記憶力、決断力の低下、無気力なども含めた思考力の低下 認識　（0 1 2 3 4 5 6 7 8 9 10）

提出先：日本年金機構

（化学物質過敏症　照会様式）

3　次の該当するＰＳ０～ＰＳ９のいずれかを〇で囲んでください。

米国疾病予防管理センターが 1988 年に作成したＰＳ（Performance status）を化学物質過敏症に使用しやすくするため「疲労感」や「全身倦怠感」を「症状」に用語を置き換えています。

ＰＳ０	症状がなく平常の社会（学校）生活ができ、制限を受けることなく行動できる。
ＰＳ１	通常の社会（学校）生活ができ、労働（勉強）も可能であるが、症状を感ずるときがしばしばある。
ＰＳ２	通常の社会（学校）生活ができ、労働（勉強）も可能であるが、症状のため、しばしば休息が必要である。
ＰＳ３	症状のため、月に数日は社会（学校）生活や労働（勉強）ができず、自宅にて休息が必要である。
ＰＳ４	症状のため、週に数日は社会（学校）生活や労働（勉強）ができず、自宅にて休息が必要である。
ＰＳ５	通常の社会（学校）生活や労働（勉強）は困難である。軽作業は可能であるが、週のうち数日は自宅にて休息が必要である。
ＰＳ６	調子のよい日には軽作業は可能であるが週のうち５０％以上は自宅にて休息が必要である。
ＰＳ７	身の回りのことはでき、介助も不要であるが、通常の社会（学校）生活や軽労働（勉強）は不可能である。
ＰＳ８	身の回りのある程度のことはできるが、しばしば介助がいり、日中の５０％以上は就床している。
ＰＳ９	身の回りのこともできず、常に介助がいり、終日就床を必要としている。

4　その他、認定の参考となることがありましたらご教示ください。

下記に署名と捺印も併せてお願いします。

平成　　年　　月　　日
医療機関名・住所
医 師 の 氏 名　　　　　　　　　　　　　　　　㊞

提出先：日本年金機構

おわりに

化学物質過敏症やシックハウス症候群は決して特別な人が発症するものではなく、誰にでも発症する可能性がある疾患です。著者らは専門外来で今まで全く問題なく元気に日常生活を送っていた人が突然発症してくる例を多数見てきました。

「過敏な人にやさしい環境は、全ての人に良い環境」という認識を持って、公共の場での不必要な環境曝露を減らすことに少しでも関心を持つ人が増えることを願っています。そのことが、化学物質過敏症やシックハウス症候群発症予防や既に発症している患者さんの重症化・難治化を防ぐことに繋がるので、読者のみなさんのご理解、ご協力が不可欠と考えます。

〈著者略歴〉

水城まさみ（みずき　まさみ）

1948年東京生まれ。1974年に岩手医科大学を卒業し、同大の第三内科に入局。1981年大分医科大学(現:大分大学)呼吸器内科に入局。2002年より国立病院機構盛岡病院(現:盛岡医療センター）呼吸器内科・アレルギー科医師、2003年より副院長、2016年より呼吸器内科専任部長。2018年退職。医学博士。日本アレルギー学会（専門医、指導医、功労会員)、日本臨床環境医学会（顧問、環境過敏症分科会　副代表)。
大分大学保健管理センター在任中に実施した医学部学生の解剖実習におけるホルムアルデヒドの人体障害の研究の経験を踏まえて、2002年12月に盛岡医療センターに、化学物質過敏症専門外来を開設し2020年7月まで診療に従事。在任中は呼吸器内科、アレルギー科の診療と平行して、化学物質過敏症について患者さんの訴え、症状を最も大切にすることを信条とし、科学的根拠に基づいた診断、治療の確立を目標とするライフワークの研究を続けていました。

小倉英郎（おぐら　ひでろう）

1946年岡山県生まれ。1970年岡山大学医学部卒業。同大学小児科学教室入局。
1980年高知医科大学小児科助手。同大学講師、助教授。1988年国立療養所東高知病院副院長。1994年同病院院長。2000年国立高知病院副院長（同年、国立高知病院と東高知病院が統合)。2014年医療法人高幡会大西病院院長。医学博士。小児科専門医、日本アレルギー学会指導医、日本臨床環境医学会会員、室内環境学会会員、高知大学医学部臨床教授。
専門は食物アレルギー、化学物質過敏症。両疾患の治療の基本は体に有害なものは避けるということ。化学物質過敏症は今後の増加が懸念される疾患。病歴聴取とカルテへの記録に時間を割いていますが、新しい患者さんに出会うたびに、皆さん方の人生のドラマを感じます。

乳井美和子（にゅうい　みわこ）

1981年東京都生まれ。管理栄養士
学生時代は、栄養学を学んでおりました。卒業後は、食品会社に勤務。2009年にそよ風クリニックが開院した後は、宮田先生と共に化学物質過敏症患者さん、シックハウス症候群患者さんなどの様々な角度からQOL向上のために調査しております。食物アレルギーと化学物質過敏症の関係性、化学物質過敏症患者さん等の眼球運動等を研究してきました。クリニックでは、患者さんの生活指導や食事指導を行っています。

〈監修者略歴〉

宮田幹夫（みやた　みきお）

1936年愛知県生まれ。1965年名古屋市立大学医学部医学研究科修了。1988年北里大学医学部臨床研究教授。1999年北里大学研究所病院臨床医学センター部長。2001年北里大学退職。現在　そよ風クリニック院長　北里大学名誉教授
元々は、中毒を専門に研究していました。途中で微量な化学物質で反応することがわかり、アレルギー、化学物質過敏症、シックハウス症候群などの分野に研究対象が広がりました。化学物質過敏症は、人間の正しい防御反応であり、『病気』として扱って良いものなのか迷路に迷い込んでしまい、今もなお頭を抱えつつより良い治療内容を模索しながら患者さんと向き合っています。

プロブレムＱ＆Ａ

化学《かがく》物質《ぶっしつ》過敏症《かびんしょう》対策《たいさく》

［専門医・スタッフからのアドバイス］

2020年9月30日　初版第1刷発行　　定価1700円＋税

著　者　水城まさみ、小倉英郎、乳井美和子 ©

監　修　宮田幹夫

発行者　高須次郎

発行所　緑風出版

〒113-0033　東京都文京区本郷2-17-5　ツイン壱岐坂

〔電話〕03-3812-9420　〔FAX〕03-3812-7262　〔郵便振替〕00100-9-30776

［E-mail］info@ryokufu.com

［URL］http://www.ryokufu.com/

装　幀　斎藤あかね　　カバーイラスト　Nozu

組　版　R 企 画　　印　刷　中央精版印刷・巣鴨美術印刷

製　本　中央精版印刷　　用　紙　中央精版印刷・大宝紙業

E1200

ISBN978-4-8461-2015-3　C0336

◎緑風出版の本

プロブレムQ＆A
危険な食品・安全な食べ方
［真の原因を知って根本から治す］
天笠啓祐著
A5変並製
一八四頁
1700円
狂牛病、鳥インフルエンザ、遺伝子組み換え食品の問題など、食を取り巻く環境はますます悪化している。本書は、このような事態の要因を様々な問題を通して分析、食の安全と身を守るにはどうしたらよいかを具体的に提言する。

喘息・花粉症・アトピーを絶つ
［必要か 不要か？ 安全か 危険か？］
渡辺雄二著
四六判並製
一七二頁
1600円
喘息の原因はダニなの？ 花粉症が山里に少ないのはなぜ？ アトピー性皮膚炎の原因は何？ など悩みを抱える読者の疑問にやさしく答え、薬で回避する治療法から根本原因を取り除く、具体的な治療法や対策を伝授する。

プロブレムQ＆A
ゲノム操作・遺伝子組み換え食品入門
［食卓の安全は守られるのか？］
天笠啓祐著
A5変並製
二八〇頁
1900円
遺伝子組み換え、ゲノム操作とはどのようなもので、どんな危険性があるのか、現在の状況、対応策などをQ＆A形式でやさしく解説。入門書としても、現在、進行している状況を把握する本としても最適である。

身の回りの電磁波被曝
その危険性と対策
荻野晃也著
四六判上製
三四四頁
2500円
電磁波の危険性は良く知られてはいない。本書は、電磁波問題研究の第一人者が、携帯電話、スマホ、電波塔からリニア新幹線、イージス・アショアまで、身の回りの電磁波被曝の危険性と対策を解説。最新の世界の情報まで網羅。

放射能に負けないレシピと健康法
大和田幸嗣著著
A5並製
八八頁
1000円
福島原発事故から七年。政府は安全宣言を掲げているが、未だ、放射能汚染の危険は残されている。我が身は自分で守らねばならない。本書は放射能に負けない体を作るためのレシピや解毒方法、健康法を具体的に示す。

ゲノム操作食品の争点
天笠啓祐著著
四六判並製
二一二頁
1800円
食糧危機を解決するためと称し、ゲノム操作食品の開発が進んでいる。これには遺伝子組み換え食品への世界的反発があるが、この技術は生命や環境に対する計り知れない脅威を内蔵している。問題点をやさしく解説。

5Gクライシス

加藤やすこ著

四六判並製 一八八頁 1800円

二〇二〇年三月から5G＝第5世代移動通信システムが運用され始めた。5Gのイロハから懸念される健康影響、海外での反対運動と規制の取り組みを詳述、5G導入をこのまま進めていいのかを問う。また5G電磁波の防ぎ方も解説する。

牛乳をめぐる10の神話

エリーズ・ドゥソルニエ著／井上太一訳

四六判上製 二一六頁 2200円

医者や栄養士の間で論争になった牛乳。……乳製品は驚くほど様々な健康問題を引き起こすのです――B・スポック医学博士。牛乳は健康に良いと思われているが本当なのか？ 牛乳をめぐる驚くべき真実を明らかにする。

乳幼児ワクチンと発達障害

臼田篤伸著

四六判並製 二二四頁 1800円

自閉症・発達障害は生まれつきなのか？ 原因を追求し、様々な証拠から、乳幼児予防接種の乱用が自閉症・発達障害の激増の原因ではないかとの結論に至る。その根拠と仕組みを解説。どうすれば予防と解決できるかを提言する

ビーガンという生き方

マーク・ホーソーン著／井上太一訳

四六判並製 二〇八頁 2200円

VEGAN＝ビーガンとは、動物搾取の産物を可能な限り一掃する考え方で、肉・乳・卵・蜂蜜・絹・革・毛皮・羊毛や、動物実験を経た化粧品を避け、動物搾取を推進する企業や研究に反対する社会運動であることを解説する。

新・ヤマザキパンはなぜカビないか

［誰も書かない食品＆添加物の秘密］

渡辺雄二著

四六判並製 一七六頁 1500円

洗濯用洗剤、台所用洗剤には、多くの化学物質が含まれ、共通しているのが合成界面活性剤である。蛍光増白剤もいわく付きだ。石けんさえあれば、ほとんど用が足りる。本書ではこうした製品を取り上げ、安全性や毒性を解明する。

花王「アタック」はシャツを白く染める

［蛍光増白剤・合成界面活性剤は危ない］

渡辺雄二著

四六判並製 一七六頁 1500円

洗濯用洗剤、台所用洗剤には、多くの化学物質が含まれ、共通しているのが合成界面活性剤である。蛍光増白剤もいわく付きだ。石けんさえあれば、ほとんど用が足りる。本書ではこうした製品を取り上げ、安全性や毒性を解明する。